银屑病

寻医问药手册

YINXIEBING XUNYIWENYAO SHOUCE

主编 刘荣 王雪玲

U0350564

中国科学技术出版社

北京

图书在版编目（CIP）数据

银屑病寻医问药手册 / 刘荣，王雪玲主编. — 北京 ：中国科学技术出版社，2017.11

ISBN 978-7-5046-7685-6

Ⅰ.①银… Ⅱ.①刘… ②王… Ⅲ.①银屑病—诊疗 Ⅳ.①R758.63

中国版本图书馆CIP数据核字（2017）第237038号

策划编辑　　王久红　　焦健姿
责任编辑　　黄维佳
装帧设计　　长天印艺
责任校对　　龚利霞
责任印制　　马宇晨

出　　版　　中国科学技术出版社
发　　行　　中国科学技术出版社发行部
地　　址　　北京市海淀区中关村南大街16号
邮　　编　　100081
发行电话　　010-62173865
传　　真　　010-62173081
网　　址　　http://www.cspbooks.com.cn

开　　本　　889mm×1194mm　　1/32
字　　数　　144千字
印　　张　　6
版、印次　　2017年11月第1版第1次印刷
印　　刷　　北京威远印刷有限公司
书　　号　　ISBN 978-7-5046-7685-6 / R·2116
印　　数　　0001～5000
定　　价　　28.00元

编著者名单

主 编 刘 荣 王雪玲

编 者（以姓氏笔画为序）

王雪玲 刘 华 刘 荣 刘 斌

张丽芬 武贺庆 郭俊瑞 韩振涛

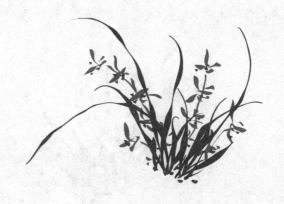

内容提要

　　身体内环境稳态失衡是银屑病发病的根本原因。编者结合自身20余年诊治银屑病的临床经验，化繁为简，用朴实、通俗的语言讲解了中医诊治银屑病的辨证思路和治疗精妙，强调治疗银屑病不要追求用药"新、奇、特"，既要关心疗效，也要重视药物的不良反应；指导患者调整身心状态、改善生活方式，再配合合理的药物治疗，使身体"长治久安"。本书内容通俗易懂，实用性、指导性强，是银屑病患者及其家属的必备读物，同时可供皮肤科相关医务工作人员阅读参考。

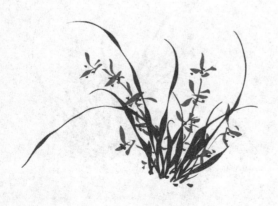

前　言

　　银屑病为常见皮肤病，病因病机尚不明确，临床治疗方法很多，但病情容易反复发作。随着医学的不断发展，近年来中西医对银屑病都有了更深入的认识，临床治疗方案更加完善，治疗效果也有所提高。为了让广大银屑病患者及其家属对本病有一个综合、全面的了解，我们组织临床经验丰富的专科医生编写了这本《银屑病寻医问药手册》。全书包括四个部分，分别叙述了西医诊治银屑病、中医诊治银屑病、医患交流语录及经典病例疗效分析等。

　　银屑病患者皮肤上的缺陷会引起心理健康的失常，是一种典型的心身疾病，也是一种生活方式病，与饮食、环境、感染有关。由于社会文化背景不同，在每个患者的病程中，心理因素所占的比重也各有不同。一般来说，患者越认为其病情严重，越是对身体外表担心，就越感到难堪和无法摆脱，再加上看病花费的时间、精力和金钱，严重影响患者的工作、学习和生活，有甚者还会出现自闭症等精神疾病。

　　国内银屑病防治研究专项基金会提倡"知识求医，绿色治疗"，在提醒患者和医生：对于银屑病，考虑临床用药的同时，还要重视患者的生活方式。建议患者常规用药治疗外，还应调整身心状态、改进生活方式，发挥身体原有的潜能，通过多个环节（包括饮食、心理、情绪、生活方式等），由内而外地消除内在的发病因素。此外，还结合临床病例介绍了中医对银屑病的认识和治疗。

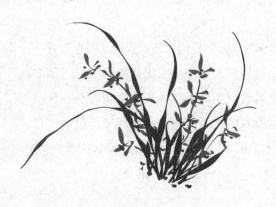

笔者编写本书旨在为银屑病患者提供正确的疾病知识，帮助广大患者消除对银屑病的恐惧心理，指导患者正确就医，减少盲目治疗，避免过度治疗。由于科学技术日新月异，认识疾病的深度和广度在不断发展，相关的理论及药物在不断更新，书中可能存在一些错漏及不足，敬请读者批评指正。

最后提醒各位读者，本书介绍的治疗方案，应在专科医生的指导下实施。

编　者
2018 年 1 月

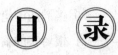

目　录

第一讲
西医诊治银屑病

1. 什么是银屑病

银屑病是一种在遗传背景下，与免疫反应异常有关，由多种环境因素激发的具有特征性红斑鳞屑的常见慢性复发性炎症性皮肤病，可伴有多系统疾病。临床以红色丘疹或斑块覆有多层银白色鳞屑皮损为特征。皮肤损害可泛发全身，并累及皮肤附属器和黏膜。少数患者发生脓疱和红皮病，严重银屑病的患者中发生关节炎的比例较高。病程长，易于复发。其病理机制主要为表皮细胞增生分化异常和免疫系统异常激活。最新研究证明，银屑病是遗传、心理、免疫、代谢、环境等多种因素综合作用的结果，属于典型的心身疾病。

银屑病对患者的影响是多方面的。皮肤表面红色性丘疹、斑块和银白色的鳞屑等可影响患者的外貌、心情及社会交往，甚至学习、工作、婚姻。皮损瘙痒、头皮鳞屑、束状发、关节疼痛及变形等，都影响了患者的生活质量，严重者会丧失工作能力。治疗不当也会使病情加重，增加患者的精神与经济负担。红皮病型和脓疱型银屑病可引起全身的代谢紊乱，出现心血管、肺脏、肝脏等多脏器的并发症，严重时威胁生命。近年来有越来越多的研究证明，银屑病是一种系统性疾病，与银屑病相关的疾病包括自身免疫性疾病、代谢综合征、心血管疾病、肿瘤及心理/精神科共存病。尤为令人震惊的是国外大样本的流行病学调查证实严重的银屑病患者中，心血管疾病的发生率和病死率明显高于正常人群，否定了之前"银屑病不影响整体健康"的观点。

2. 银屑病与牛皮癣是一回事吗

银屑病的特征是出现大小不等的丘疹、红斑或斑块，表面覆盖着多层银白色鳞屑。在我国古代称"干癣"，俗称牛皮癣。银屑病的英文为"psoriasis"，在希腊文中被称为"psora"一词，意思为"瘙痒"。银屑病这个病名是在1966年确定的，在这以前叫作牛皮癣。现在看来，把银屑病叫作"牛皮癣"是不合适的。银屑病尽管有"牛皮癣"的俗称，但它不是癣。现代医学认为"癣"是由浅部真菌(只侵犯皮肤浅表部位的真菌)引起的皮肤病，如手癣、足癣、股癣、体癣、头癣等，将这些病变局部的皮屑放在显微镜下常能发现真菌菌丝或真菌孢子，使用抗真菌药物进行治疗常能取得很好的疗效。

那么还会有部分患者会问，银屑病既然不是癣，那么为什么有些治疗癣的药对它有效呢？如含水杨酸的复方苯甲酸软膏外涂对手足癣、体癣有效，外用于银屑病亦有效。这是因为水杨酸有抗真菌作用和角质剥脱作用，可用于治疗癣。因为水杨酸有角质剥脱和抑制炎症反应的作用，也可用于治疗银屑病。其他的抗真菌药，如伊曲康唑、酮康唑、灰黄霉素、克霉唑乳膏、达克宁等对银屑病是无效的。因此，不要自行服用抗真菌药物或者乱用癣药外涂，以免浪费钱财，耽搁病情。

另外，我国中医书中早就有"牛皮癣"的病名，中医学认为，牛皮癣是一种皮肤粗糙、肥厚、苔藓样改变的症状俗称，包括西医学的神经性皮炎、慢性湿疹、皮肤淀粉样变等类似的多种皮肤病，是与银屑病完全不同的皮肤病。因此，用"牛皮癣"作为银屑病的病名，很容易与中医学范畴的"牛皮癣"相混淆，这也是不合适的。

3. 银屑病传染吗

传染病是由各种病原体引起的能在人与人、动物与动物或人与动物之间相互传播的一类疾病。传染病是一种可以从一个人或其他物种，经过各种途径传染给另一个人或物种的感染病。通常这种疾病通过直接接触已感染的个体、感染者的体液及排泄物、感染者所污染到的物体传播，可以通过空气传播、水源传播、食物传播、接触传播等。

许多患者家人和同事，也担心银屑病患者会传染给自己，这一点可以肯定的回答：银屑病不是传染病，不会传染。从临床中观察银屑病也不存在传染的问题。我们曾追访调查过近千名病人，并没有发现夫妻之间传染的病例。近千对同居20年以上的夫妻都没有相互传染，这一事实难道还不足以证明本病不会传染吗？

也有人会问，既然银屑病不传染，为什么有时一个家庭里有两个或多人患上银屑病呢？其实，这是银屑病有遗传的概率，并不是传染，所以如果您是银屑病患者的朋友、同事、家人，请您尽管放心。

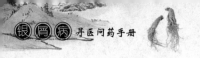

4. 银屑病的发病情况

在不同地区和人群中患病率有很大差异。在欧美国家患病率在2%～3%，日本、澳大利亚及南美洲的患病率较低，估计不到1%，在斯堪的维纳亚人中银屑病的患病率接近5%。就人种而言，银屑病的发病率高低顺序为白、黄、黑种人。在我国，该病发病率逐年上升，已由1984年的0.12%，上升至近年的0.72%。在2007—2008年丁晓岚等学者在国内6个省各选一个城市进行社区人群的流行病学调查，结果发现总患病率0.59%，总标化患病率为0.47%。据此推算，我国目前约有600多万银屑病患者。所调查的6个地区中，山西太原银屑病患病率最高，为0.78%；其次为廊坊和焦作，分别为0.70%和0.66%；海拉尔患病率最低，为0.31%。

银屑病由于皮损的范围轻重程度、受累部位、复发频率不同，故疾病的严重程度各不相同。国内外大多数研究显示，银屑病患者以轻度或中度者居多。严重的泛发性寻常型银屑病、红皮病型银屑病、脓疱型银屑病和严重的关节病型银屑病仅占少数。

5. 银屑病的遗传因素

本病常有家族史，并有遗传倾向。有阳性家族史的患者发病较早。国外曾报道有家族史者为30%～50%。国内报道有家族史者为10%～20%，关于遗传方式，有人认为是常染色体显性遗传，伴有不完全外显率，也有人认为是常染色体隐性遗传或性联遗传者。双亲都患有银屑病，其遗传概率高达47%，父母双方只有一方患有银屑病，其遗传概率约占17%。有的报道将银屑病患者按其年龄和皮损程度分为两型，Ⅰ型是指发病年龄早、皮损范围大的患者，Ⅱ型是指发病年龄在40岁以上、皮损范围小、局限在某一部位的患者，临床统计表明Ⅰ型银屑病各级亲属患病率均高于Ⅱ型银屑病。

遗传的物质基础是基因，即存在于细胞核中染色体上的脱氧核糖核酸（DNA）长链中的片断。目前，我国银屑病易感基因研究已获得重大进展。由安徽医科大学皮肤病研究所和国家人类基因组南方研究中心联合组成的课题组，经过4年多的深入研究，成功地将汉族人银屑病的易感基因定位在4号染色体长臂（4q31.2）和6号染色体短臂（6p21.1）上。除此之外，国内外研究者运用全基因组关联研究（genome-wide association study，GWAS）发现了20余个银屑病易感基因。

目前认为本病是一种多基因遗传模式下的复杂疾病，发病原因可以是免疫、遗传、感染及各种环境因素。遗传因素只是一方面，但是否发病还受其他因素的影响，环境因素也是很重要的。遗传和环境这两方面因素所占的比例不同而使部分患者遗传现象明显，部分患者遗传现象不明显。大规模普查发现银屑病患者中有银屑病家族史的还是占少数，多数患者并无家族史，却仍然患有银屑病。所以银屑病患者不要过分担忧自己的孩子将来是否会患有银屑病，这种担忧不但没有用，反而给自己和孩子增加思想负担。相反，用积极的态度控制不利的环境因素对预防银屑病极为重要。环境因素包括外环境和内环境，外伤和气候等是外环境，精神紧张、情绪压抑、吸烟和酗酒、饮食不规律等可使人的内环境失调。外环境和内环境这两种因素同等重要。也就是说，即使自身终身携带了银屑病"易感基因"，但由于内环境、外环境处于一个和谐平衡的状态，就不会使体内潜伏的易感基因发生异常表达，避免皮肤表面发生银屑病

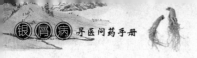

症状。

因为本病有遗传的概率，因此就有患者希望在银屑病皮疹完全消退后受孕，其实这也是不必的，因为孩子的基因是由父母提供的配子（精子和卵子）决定的，因此不管受孕时的患病状态如何，都不会改变子女的患病率。父母双方在受孕阶段和妊娠哺乳阶段是否发病，并不影响孩子的健康状况；这种疾病本身不会使胎儿畸形，也不会增加不孕不育的风险。需要重视的是有些药物的不良反应，这可能影响精子质量、导致不孕或胎儿畸形。在安全用药的条件下，本病不影响生育。

6. 银屑病是免疫紊乱还是免疫低下

免疫系统发挥作用的过程是相当复杂的，既有免疫分子间的配合、制约，又有神经和内分泌对它的影响，这些错综复杂的关系中，某一个环节出现问题都会造成一系列的异常反应。银屑病是一种以T淋巴细胞为中心的自身免疫功能异常疾病。感染是发病的常见因素，链球菌感染刺激了免疫系统产生炎症反应，这种炎症介导免疫反应会持续影响皮肤。免疫系统一旦紊乱，很难说清相互之间的因果关系。银屑病就是这样一个典型的实例。受遗传因素影响，患者的免疫系统天生就容易产生这种皮肤炎症反应。

大量的研究已经证实，银屑病患者的皮损和血清中有诸多指标异常，如血清IgA（免疫球蛋白）增高，CD3、CD4降低，CD8增高（CD3代表总T细胞，CD4代表T辅助细胞，CD8代表T细胞毒性细胞）；皮损中有IL-1（白介素-1）样物质，朗格汉斯细胞在皮损表皮中减少，而在真皮乳头层增多；并有IL-2（白介素-2）、γ-干扰素及TNF（人体肿瘤坏死因子）等细胞因子增加。

银屑病是免疫调节异常的疾病，尤其是皮损局部淋巴细胞的浸润，T淋巴细胞的调节紊乱，细胞因子IL-2、IFN-γ过度分泌，导致银屑病表皮基底干细胞的过度增殖，细胞分裂周期缩短，刺激角质形成细胞的增生，血管内皮生长因子、内皮素等参与真皮毛细血管的扩张与增殖，出现颗粒层消失、角化不全，结果表现为临床上的红斑、斑块和鳞屑。

我们知道，免疫系统最大的特点就是"记仇"，发过一次病之后，哪天再受到相同或相似的刺激，比如又感冒、发热了，就会再次引发炎症。把皮损部位挠破，还会导致炎症加重；特别是进展期或病情比较严重的时候，全身免疫系统都很"亢奋"，其他部位的皮肤轻微受损，比如被针扎破，都可能长出一个新的丘疹，专业名词叫"同形反应"。因为情绪紧张等精神因素刺激，免疫系统发生紊乱了，也可能加重病情或导致复发。因此，患者的免疫系统状态决定了银屑病的复发性，这一点目前仍然难以改变。但是将来会有办法，或者中医药对此更有优势。

这里强调一下，银屑病是一种免疫系统的紊乱，但不是免疫力低下这么简单。例如可以增强免疫力的药物干扰素，已被证实会加重银屑病的病情。所以不建议患者乱用增强免疫力的药物或保健品。

7. 银屑病的感染因素

临床上有相当比例的银屑病患者，特别是急性点滴型银屑病患者，在发病前有上呼吸道感染的病史，如感冒、扁桃体炎、慢性咽炎、慢性鼻炎等。儿童中尤为常见，达10%～20%。研究发现上呼吸道感染中，链球菌感染与银屑病的发病有密切的关系。除了链球菌外，临床上部分患者是真菌（如马拉色菌、念珠菌）、葡萄球菌、肠道细菌及病毒（如HIV即人类免疫缺陷病毒）的感染触发了银屑病的发病。如用马拉色菌的孢壁物质外涂试验者前臂后，银屑病患者出现银屑病皮损，而正常人仅为炎症反应。针对微生物诱发的银屑病用相应的药物治疗后，皮损缓解。如抗真菌的制霉菌素、酮康唑；抗肠道细菌的甲硝唑；清除肠道细菌内毒素的考来烯胺；抗HIV的齐多夫定等。

以上这些感染因素既是银屑病的始发因素，也是银屑病的复发因素。为此，调节机体抵抗力，预防感冒、上呼吸道感染，在某种程度上能预防银屑病，特别是儿童银屑病患者。其他慢性感染病灶，如牙龈炎、鼻窦炎、慢性中耳炎、前列腺炎、妇科炎症等也需积极治疗，避免炎症诱发银屑病。

需要注意的还有，感冒类药物含解热镇痛的成分对本病的诱发作用，因为这些药物影响前列腺素的合成，前列腺素是存在机体内组织间的一种局部激素，皮肤的生长分化有赖于前列腺素E与前列腺素F之间的平衡，前列腺素的前身是花生四烯酸，花生四烯酸经环氧合酶作用而变为前列腺素。银屑病患者的表皮存在这种转化功能的失调，若某些是通过影响这个过程来达到治疗目的的药物（吲哚美辛就是阻断这个转化来减少前列腺素的生成，从而达到止痛的作用），那么就不可避免地在治疗过程中诱发或加重银屑病。有些患者感冒后就服用这类药物，感冒减轻但随后1～2周皮疹加重，皮疹加重时就外用或服用免疫抑制药，容易导致免疫功能下降后感冒或感染又反复，可能再次服用上述药物，随后皮疹又加重，如此反复进入恶性循环。

8. 银屑病的精神、神经因素

很多常见的疾病起源于心理因素，或者说它们的发生、发展过程中，精神因素起着不可忽视的作用。精神紧张、焦虑、生活不满、恐惧、压抑、过度劳累或睡眠障碍等应激事件，可以诱发或加重银屑病。调查发现，有30%～40%的患者发病与精神因素密切相关，70%～80%患者因精神紧张而复发或皮损加重。国内外研究表明生活中的应激反应能引起或加重银屑病。银屑病患者心理上的紧张、压抑可导致皮损反复发作、难以治愈。患者发病后的心理障碍表现为社交困难，有的银屑病患者认为自己像患了传染病一样能接触传染，不敢去游泳池、健身房或理发室。心理障碍对他们造成的影响远远大于皮损。银屑病患者的失眠，很大程度上不是皮肤瘙痒造成的，而是因为情绪抑郁。在同一条件下，银屑病患者抑郁情绪测定数值很高，并观察到失望与皮疹出现密切相关。银屑病患者的抑郁程度与瘙痒的严重程度成正比，抑郁程度减轻瘙痒也随之缓解。紧张与银屑病的关系非常密切，焦虑时经常发病，病情也常常在焦虑时加重。

临床上，患者的发病或复发可因生活事件而诱发。由于精神紧张、工作劳累、情绪压抑、家庭纠纷、人际关系复杂、经济利益矛盾等各种精神因素诱发银屑病的屡见不鲜。曾经接诊的一位女性银屑病患者，已发病半年，自诉是照看外孙后发病。自从照看外孙后原来的生活规律被打乱，身心处于紧张状态，时常感到疲惫。这个案例也佐证了压力与银屑病的发病有关。目前，城市居民的生活节奏快、工作紧张繁重、竞争性较强、心理压力大，所以城市患病率高于农村，而且患病率逐年增高。青年和中年人的学习、工作负担重，思

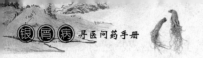

想负担也很重；在改革开放的今天和市场经济条件下，尽管物质上有了很大改善，但是精神上的要求也在不断增加，并且不容易满足，这可能是近年来患病率增高的主要原因。

银屑病患者的交感神经兴奋性与副交感神经的张力均低于正常人，这都说明银屑病与神经内分泌免疫调节具有相关性。有众多学者从神经内分泌免疫角度做了大量的研究，情绪反应可以通过大脑边缘系统作用，释放神经递质或通过下丘脑-垂体-靶器官轴等多种途径，影响外周皮肤器官，导致皮肤病的发生。实验室的研究揭示患者体内的P物质、神经生长因子、白介素、皮质醇、神经肽等指标与正常人有显著差异。银屑病因此被认为是一种心身疾病，心理治疗及生物反馈治疗得到应用并产生一定的疗效，相关内容在本书后面有详细介绍。

9. 银屑病与皮肤屏障功能障碍

皮肤角质层可以阻止外部环境中的刺激物和过敏原侵入，还可以防止体内的水分流失。角质层脂质在角质细胞间形成的多重的双层结构，这保证水分在角质细胞内潴留，在防止水分流失方面起到重要的作用。

目前的研究显示表皮屏障功能的降低对银屑病的发生、发展是有影响的。皮损处血管扩张、充血，皮肤屏障功能受损，可导致经表皮失水量增加、表皮角化过度、皮肤干燥脱屑，使皮肤抵御微生物的能力减弱，皮肤炎症加重，皮肤敏感度增加，有的患者还会对外用药物产生过敏或刺激反应。银屑病患者皮损处的神经酰胺代谢异常，神经酰胺酶明显减少，而鳞屑中的胆固醇含量增高，导致各种脂类比例失调，最终使表皮通透屏障功能降低。从发病部位上看，银屑病易发生在背部、四肢伸侧等表皮易受损伤的部位，这些部位由于经常搔抓和摩擦而破坏表皮的屏障功能，精神刺激也可降低表皮的通透屏障功能；冬季是银屑病易复发的季节，尤其在干燥寒冷的北方。干燥寒冷的天气也会造成表皮的屏障功能处于亚健康状态，进而促使银屑病复发。国内皮肤科专家在临床研究中发现，银屑病患者的亚油酸、神经酰胺及丝氨酸棕榈酰转移酶显著降低，由此导致一些相关的致病性细胞因子增加，表皮屏障功能受损。

改善表皮的屏障功能可促进银屑病恢复，有助于提高治疗效果，维持皮肤屏障功能最佳状态也是防止银屑病发生的重要手段。银屑病常在秋、冬季这样干冷的天气加重，因此建议银屑病患者在冬季尽早合理使用医学护肤品修复皮肤的屏障功能，或外用含有甘油、凡士林、维生素E等保湿成分的护肤品，这样可明显减少皮疹数量，减轻瘙痒等自觉症状，减少疾病复发，有利于本病早日康复。

10. 银屑病的内分泌因素

银屑病与激素的联系，早已受到人们的重视。在女性内分泌改变明显的时期，如妊娠期、分娩、哺乳期、月经期，这一联系尤为显著。Farber和Nall学者调查1018名妊娠银屑病患者，发现妊娠时银屑病好转的占32%，恶化者占18%，另有50%不确定。国内刘承煌教授等对2743例银屑病的临床诱因进行了分析，发现169例银屑病患者（占6.2%）与内分泌有关，成人女性878名中与内分泌有关的167名（占12.2%），其中36名在经期前后皮损加重，9名月经周期不准，有5名在妊娠时皮损痊愈或减轻，但产后加剧。大部分患者多次妊娠对病

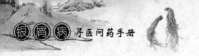

情影响规律相同。徐颜春等报道，测定19例12—45岁女性银屑病患者血浆的雌二醇水平，明显高于正常对照组，而血浆孕酮水平明显低于正常对照组。因此他们认为血浆雌二醇水平的增高及孕酮水平的降低可能促发或加重女性银屑病患者的皮损。但是有的妇女在妊娠期皮损加剧，因此临床上也有使用长效避孕药治疗本病获得一定疗效的案例。

11. 银屑病与代谢异常

近年来，随着基础研究方法的飞速发展，对银屑病患者的多种生化物质代谢进行了大量的研究，发现银屑病患者存在多方面的代谢异常，比如聚胺。聚胺是体内氨基酸的代谢产物，参与蛋白质的生物合成，对细胞的增殖起调控作用。银屑病皮损中的聚胺较正常皮肤明显增高。再如环磷腺苷（cAMP），cAMP是一种表皮抑素，可抑制表皮细胞分裂。有学者认为银屑病表皮的增殖异常与cAMP有关，也有人认为是与cGMP（环磷鸟苷）/cAMP的比率增高有关。其他研究还包括营养物质的代谢、多种酶的失衡、花生四烯酸的增高等。但各种生化物质代谢水平是动态变化的。因此，银屑病患者的各种生化指标的异常是在本病发病过程中的一个表现，或是发病中的一个环节，相互之间均有密切的、复杂的联系。因此，不能孤立和静止地对待某一物质的代谢异常而下结论。

研究还发现银屑病患者易伴有心血管疾病、高脂血症；国内刘承煌教授等发现：随着病情的加重，多价不饱和脂肪酸（PUFA）增高，单价不饱和脂肪酸及饱和脂肪酸（SFA）减少，PUFA/SFA比值增高。亚油酸的改变尤为突出，其在进行期和泛发性组中显著高于正常人组和(或)静止期组，同时伴有油酸的减少。病情较轻时又可恢复正常。这一病理改变可能继发于银屑病的颗粒层，但是有可能反过来作用于银屑病，影响细胞膜的结构代谢，导致皮疹反复发作或持久不愈。

12. 银屑病患者的性格因素

在动物实验中，单独紧张刺激或单独接种病毒均不引起疾病，但两种因素同时存在可使病毒感染成功。其他研究也证明，心理因素可以影响人的生理状况，如果一个人长期处于紧张状态中，就极易患病。有学者调查，银屑病患者的抑郁、焦虑、恐怖三项心理因子分值显著高于对照组；负面的生活事件频发，如学习压力大、工作不适应、夫妻不和、离婚、疾病、外伤等。读者有兴趣的话，可以调查一下周围的银屑病患者，会发现其中90%的都有易激动、好争强、急躁、容易紧张的A型性格（不是指A型血）。其他还有如下特点。

（1）性格内向、生活自我

这类人格特征的人，在现实生活中性格内向，凡事以自我为中心，不善于同他人交谈。对于同样的事物较常人敏感，若不顺心，就会引起精神不愉快，造成心理痛苦感，而且这种痛苦感又不善于向他人倾诉。同样是做事情，别人可以随意处理，自己就不行了，而且很固执地要按自己的想法做得十全十美，这样就容易感到事事不如意。常常自己同自己过不去，自己谴责自己。长期生活在一个内心痛苦的世界之中，久而久之就会使机体出现免疫紊乱，激发银屑病发作的"扳机"，人为地增加了发作银屑病的可能性。

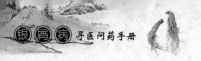

（2）易抑郁、焦虑和惊恐

在现实生活中，抑郁、焦虑和惊恐是任何人都有的精神表现。问题是心理适应能力较差的人更容易产生这种表现。而这种人格特征正是患者患病前情绪状态的主要表现，国外有学者采用前瞻性实验方法，证明了抑郁、焦虑和惊恐的精神状态先于皮损症状出现，所以这种人格特征是产生银屑病的诱因。

（3）负性事件适应能力差

这种人格特征的人往往是生活条件较常人优越，特别是青少年时期，自幼生活条件优越，较少经历负性事件，凡事都以自我为中心。一旦生活中出现负性事件，就容易引起抑郁、焦虑和惊恐，且又不善同他人交谈，负性事件刺激频数越高，情绪波动越大，患病的危险性也就越高。

综上所述，这三种人格特征相互联系，互为因果，共同存在。医学上，多元相关分析和逐步回归分析结果表明，特定人格特征对内外环境刺激存在着高度敏感性，当受到一定程度的负性社会事件时，就会引起情绪变化，导致机体自主神经系统活动及免疫功能的紊乱，最终引发银屑病。

心理社会因素与银屑病患者的发病或复发关系密切。因此临床上，除了必要的药物治疗外，要特别重视调整情绪、释放压力，改变对疾病或社会的认知和态度，要"想得开、拿得起、放得下"，改善患者的社会环境和心理承受能力，加强自我心理保健，这对银屑病的康复是十分有利的。但可惜的是，很多患者宁可相信药物治疗或其他所谓的"偏方或秘方"，也不愿正视这方面的问题，或不能正确理解、配合。这也是有些患者皮疹反复不愈的原因之一。

13. 银屑病生活方面的因素

吸烟是银屑病发生的重要诱因之一。意大利一份病例对照研究显示，曾经吸烟和现在吸烟者发生银屑病的风险为不吸烟的1.7倍和1.9倍。高强度吸烟（>20支/天）较低强度吸烟（≤10支/天）者致银屑病临床表现更严重的危险性增加2倍以上。研究显示吸烟对女性的影响更大。

饮酒会诱发银屑病或加剧病情。酒精可以扩张血管，使血管通透性增加，有利于中性粒细胞游出并向表皮浸润；同时，酒精促进花生四烯酸含量增加，抑制腺苷酸环化酶，使环磷腺苷（cAMP）减少，环磷鸟苷（cGMP）增加，导致表皮细胞增殖，所以银屑病患者不宜喝酒。

进食鱼虾也是重要的诱发因素。这可能与鱼虾为高蛋白食物易引起皮肤过敏有关。有研究分析认为，银屑病在非洲发病率很低，除遗传因素外，其独特的饮食习惯（玉米是其饮食主要成分）也是重要原因之一。Wolters等学者研究则发现，适当的禁食、低热量饮食、素食有助于银屑病患者病情的改善。

缺乏运动也会导致银屑病的发病。现在人们出门有汽车，上楼有电梯，办公现代化，家务劳动社会化，以至于连走路都越来越少。运动减少直接影响排汗，影响皮肤的新陈代谢。是否正常排汗是皮肤代谢恢复正常的标志，银屑病患者皮疹部位不出汗，随着病情的好转排汗也逐渐恢复。临床也已证实，坚持运动排汗有助于皮疹的恢复。

根据银屑病患者表现出的微量元素和维生素含量的失调问题，就不难理解饮食对银屑病病情的影响。高脂肪、高糖类食物本来就不利于人体健康，银屑病患者更应该加以注意。

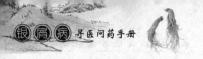

14. 银屑病的环境因素

银屑病是在遗传和环境因素的共同作用下发病的，遗传因素是内因，环境因素是外因，外因通过内因起作用。从理论上讲，只要将银屑病的遗传问题搞清楚，银屑病的问题就解决了。但研究表明，本病的遗传问题很复杂，遗传方式尚未定论，基因研究还处于起始阶段，估计银屑病的基因研究不是在短期内完成的，近期也看不到基因治疗能给银屑病患者带来多大希望。因此从目前防治银屑病的角度来看，研究环境因素在银屑病发病、复发、加重中的作用，不仅具有重要性、现实性，而且具有迫切性。

受潮是一种重要的诱发因素。既往研究证实居住潮湿处、下水田或淋雨后发病者并不少见。有学者研究发现，22.5%的患者发病与潮湿有明显关系，发现土坯房、泥土、砖石地面与本病发病呈正相关，原因是长期在潮湿环境中，尤其是水下作业，皮肤容易浸渍、糜烂，细菌容易大量繁殖。引起皮肤感染而发病。此外，研究发现，潮湿能刺激表皮DNA合成，并能增强这一合成反应，从而导致表皮增生。

国内一些研究报道，10%左右的银屑病患者对尘螨、粉尘和霉菌过敏，在食物上银屑病患者对鱼、虾、蟹过敏较多，此外也有部分患者对牛羊肉过敏，因过敏会诱发或加重银屑病，因此对银屑病患者必要时可以行过敏原检测。从理论上讲，具有银屑病素质的人或银屑病患者，任何可以引起患者过敏导致皮肤损伤的药物都有诱发或加重银屑病的可能，这可以用"同形反应"的理论来推导。临床上也可以看到这样的案例，笔者曾见银屑病患者因氨苄西林引起药疹而发展成重度银屑病的病例。

临床研究和流行病学调查发现，银屑病的发病和复发与季节密切相关。大多数患者是秋、冬季节容易复发和加重，夏季自然缓解或消退，这种情况称为冬季型，但也有一部分患者是夏季型的，即在夏季反而皮损加重。另外，从不同地区银屑病患病情况的调查结果发现北方地区银屑病患者多于南方，这可能与气候因素有一定关系，我国北方地区平均气温较低，气候干燥，冬季寒冷时间较长，而南方潮湿、温暖，广东、海南一带几乎没有太寒冷的冬季。气候因素属于生态环境，包括温度、湿度、日照强度和日照时间的长短等，是综合的环境因素。在不同的气候下，人的心情和活动情况也有所不同。夏季日照时间长，人们户外活动较多，穿衣较少，皮肤容易暴露在外，受日光的照射时间长；冬季人们活动相对减少，多数在室内，而室内的暖气取暖使空气干燥；冬季室内、外温差大，外出活动又容易着凉感冒。此外，冬季比较干燥，出汗少，洗澡次数也减少，不利于皮肤清洁，皮损更显严重。因此，这些综合因素都可能是冬季银屑病患者加重或复发的原因。

至于气候因素究竟怎样使银屑病发病的机制还不清楚，而且不是单一不变的。有些银屑病患者开始发病是冬季，几经治疗后，身体的应激能力有所改变，又可能变为夏季发病了，或者没有规律了。所以，对于患者来说，要具体情况具体分析，采取不同的预防和治疗措施。如果是冬季发病或加重的患者，可以在冬季选择照紫外线的光疗法或光化学疗法，但这种治疗方法一定要在医生指导下进行。银屑病患者可以在冬季加强体育运动，运动量达到全身微微出汗的程度，具有预防银屑病发病的好处。

近年来发现，环境污染严重地区的银屑病患病率明显高于其他地区，在同一地区中，钢铁厂的炼钢工人和从事井下工作的煤矿工人的患病率明显高于同一地区的人群患病率。北京市的年患病率是

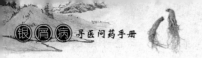

0.293%，而原来北京市的首都钢铁厂的年患病率却是0.486%，有人推测与环境污染有关，有人认为一氧化氮是一种环境污染气体，可能和发生银屑病有关。但要证实环境污染与银屑病的关系存在相当大的困难。

15. 外伤会诱发银屑病吗

大家都知道肘部、膝部等易受摩擦的部位是银屑病的好发部位。国外文献常常将外伤列为银屑病激发因素的首位。银屑病病情处在进展期（活动阶段）较静止期或消退期更易发生同形反应，为11%～75%不等，平均为25%。潜伏期通常为10～14日，短则3天，长则数年，存在着很大的个体差异。临床上常见到进展期的银屑病患者，在无皮疹处的皮肤受到针刺、外伤手术、烧伤、搔抓、理发时被刮破等刺激时，在受伤部位可以出现新的银屑病皮疹，即同形反应。由著名医学家Köebner于1877年首次报道，后人称之为Köebner现象。也有许多银屑病患者最初发生的皮损，往往就是一处不起眼的伤口，因为患者身体当时处于免疫的"应激亢奋"状态，外伤导致的后续的免疫炎症反应会诱发或加重病情，这种情况在临床上屡见不鲜。杨志波等报道31例银屑病的同形反应，其中因肌内、静脉注射及针刺诱发的有14例。我们曾见一位年轻女性患者在做剖宫产手术切口处出现银屑病损害，此后点滴状银屑病损害迅速扩展至全身。

对于银屑病的同形反应，不能简单地理解为局部机械性刺激，更应重视药物导致过敏的可能。防范药物（西药、中药、外用药）的致敏因素是缩短疗程、提高疗效的重要环节。有资料表明，银屑病患者既往有过敏史的概率高达26.18%，提示对银屑病的治疗也应像对待药疹一样，能口服的不肌内注射，能肌内注射的不静脉注射，树立没有任何一种药物是绝对安全的观点，用药宜单纯有效，减少不必要的联合用药，也要注意药物的交叉过敏和多元过敏。

16. 银屑病与血液流变学异常

　　大量的临床与实验研究表明，银屑病患者存在着明显的微循环障碍。皮损处或非皮损处均会发生广泛的微血管形态异常，血液黏度增高，血小板聚集性增强，这些因素都能导致血流速度缓慢，从而形成了银屑病的皮损症状，并且增加了治疗的难度。从病理上看，银屑病患者的真皮乳头毛细血管扩张、扭曲，导致了表皮细胞过快增殖、角化不全、表皮突延长等表现。而且在微循环显微镜下观察，银屑病患者的甲皱微血管管襻形态也弯曲不规则，血流速度明显变慢，部分患者管襻周围视野模糊不清楚，血管外有出血点。此外，在银屑病皮损处及外观正常的皮肤中，也同样能见到毛细血管形态存在不同程度的扭曲变形。而血流变学检查结果显示，银屑病患者的多项指标均发生异常，如血细胞比容、全血黏度、血浆黏度、纤维蛋白原及血沉等都明显高于正常人。还有学者观察到，银屑病患者的血小板聚集功能增强，大面积的皮损处血管通透性增高。

　　银屑病症状的产生与人体的微循环障碍有着十分密切的关系，而且还发现在银屑病皮损消退后，微循环障碍仍需要2～3个月的进一步恢复，所以专家建议在治疗银屑病时，皮损消退并不意味着痊愈。为巩固疗效，减少复发，建议巩固治疗2～3个月，促进微循环系统功能恢复正常，可以减少复发率。

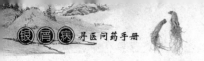

17. 银屑病是表皮增殖过快吗

炎细胞浸润、血管改变及角质形成细胞的过度增殖是银屑病病理改变的三个特征，尤其是角质形成细胞的过度增殖是其最突出的病理学特点。研究表明，银屑病T淋巴细胞可以通过多种途径诱导表皮细胞多种活性改变，其中较为重要的一项就是角质形成细胞的过度增殖及表皮通过时间缩短等表皮动力学紊乱。正常人表皮基底层细胞分裂周期为13～19天，而银屑病皮损部位则为37.5小时，表明在银屑病皮损处表皮细胞不仅有更快的增殖速度，而且同时有更多的细胞进入增殖期。正常人的表皮通过时间约为28天，而银屑病皮损为8～10天。表皮通过时间随表皮增殖状态而改变，以使细胞的生成与脱落处于平衡状态，两者相互协调共同维持着表皮结构的自身稳定，细胞生成增多时，表皮通过时间必然要减少。银屑病患者从基底层到颗粒层的表皮通过时间明显缩短，提示表皮通过时间异常可能与银屑病皮损形态学（鳞屑脱落的过多过快）改变有密切相关。因此，表皮过度增殖及通过时间明显缩短是银屑病重要的表皮动力学改变，已被国内外学者所认可。

18. 诱发银屑病的药物有哪些

β受体阻滞药主要治疗各种原因引起的心律失常、心绞痛以及高血压等，临床上发现，普萘洛尔（心得安）、氧烯洛尔（心得平）可引起类似银屑病的皮疹，并使患者机体对治疗药物产生抵抗，使皮疹顽固难治。抗疟药物如氯喹、伯氨氯喹、羟氯喹等，可引起色素沉着、红皮病、掌跖角化症等，并使原有的银屑病皮疹加重。治疗精神病的药物碳酸锂、醋酸锂、枸橼酸锂等长期服用后能引起许多皮肤的不良反应，如皮肤出现溃疡、痒疹、红皮病、痤疮样皮疹、脱发、红斑狼疮、银屑病，其中以诱发或加重银屑病多见。有报道证实锂剂具有抑制表皮腺苷酸环化酶，使人体cAMP减少的作用，从而引发银屑病。还有非甾体抗炎药如阿司匹林、吲哚美辛、保泰松、布洛芬、吡罗昔康等可引起荨麻疹、光敏性皮炎、红皮病、大疱性皮肤病、中毒性表皮坏死松解症等许多皮肤不良反应，对于银屑病可加重病情，使皮疹对治疗产生抵抗。钙通道阻断药（尼莫地平、硝苯地平等）；四环素类抗生素如四环素、多西环素、米诺环素等药物对皮肤有特别的亲和力，在银屑病皮疹中，其浓度高于正常皮肤。另外，血管紧张素转化酶抑制药的卡托普利，抗惊厥药如卡马西平、氟西汀，抗血脂药洛伐他汀、辛伐他汀等；预防接种疫苗、干扰素、地高辛、胺碘酮、碘化钾、特比萘芬（抗真菌药物）、粒细胞集落刺激因子等也有引起银屑病加重的情况。总之，诱发或加重银屑病的药物有许多种，有些还需临床工作者进一步观察、研究、证实。其他科室的临床医生在制定用药方案时，应当尽可能避免使用上述药物。

19. 如何理解以上发病因素

银屑病的发病因素有很多，影响病情变化的因素也很多，相互间的关系不明确。按我们多年的研究观察，银屑病的发病大都符合"沙堆效应"，属于自身组织和免疫系统的临界点突变。举例说明，人们观察到小孩在玩堆沙时，初起沙子一直可以往上堆，形成一定规模的沙丘，直到最后一粒沙子放上去后，看似突然，实则必然地引起整个沙丘的"崩溃坍塌"。这粒沙子我们常俗称为"压倒骆驼的最后一根稻草"。可以这样理解，最后的一粒沙子，不是简单的叠加，而是诱发了处于临界点的整个沙丘的综合效应（突变）。或者说，骆驼不是被最后的一根稻草压倒的，而是在这之前它就已经出了问题，只是没有累积到临界点。"临界态"是系统处于一种特殊敏感状态，微小的局部变化可不断放大、扩延至整个系统。人的身体或免疫系统就是典型的"自组织"系统。就银屑病发病而言，在以上因素的持续刺激下，自身组织系统会出现突变，因为该系统的某一部分会影响其他部分，且致病作用力持续放大，从而诱发了多米诺骨牌效应。

可以这么理解，本书前面介绍的银屑病发病因素中某种单一因素存在的话，都不会发生银屑病损害。比如单纯的感冒、咽痛等上呼吸道感染、银屑病家族遗传病史、内分泌紊乱、饮食不规律、神经精神因素等，这样的因素可能正常人都曾经经历过，并没有发生银屑病损害。促使银屑病发作的，既有遗传因素，如基因偏差及表达的偏强与偏弱，又有代谢问题，如饮食过盛、偏食挑食、膳食结构不合理；也有内分泌的紊乱；还有持续的压力、心理和个性的偏激、情绪的异常，另外还包括过分疲劳、免疫失衡、体内感染病灶等诸多因素共同导致的。所以，银屑病早期的酝酿过程，对个人来说也许不一定会意识到，但追溯一下病情发生的经过，可以发现其实往往是诸多因素叠加在一起所造成的效应，也可以称为是一种"内乱"状态（身体内环境紊乱），积累到一定程度，最后通过一个"导火索"引爆而发病，这就是上面说的沙堆效应，也有人说是"因为有了内乱，才导致了外患"。因此，了解了这部分内容，防治银屑病就不能从一两个环节入手，我们强调要从多个环节做起，尽量避免以上的发病因素聚集在一起形成合力，这包括合理饮食、调整代

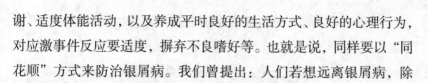

谢、适度体能活动，以及养成平时良好的生活方式、良好的心理行为，对应激事件反应要适度，摒弃不良嗜好等。也就是说，同样要以"同花顺"方式来防治银屑病。我们曾提出：人们若想远离银屑病，除了必要的治疗外，有效的途径是彻底改变不良的生活方式。

我们在20多年临床银屑病防治经验的基础上，并综合国内外皮肤病专家的意见，倡导了银屑病防治的多字方针，其中强调对已经确诊的银屑病患者，主张采用以下方针加以防范：①要有正确的认识和正确的态度对待它；②要有正确的医疗对策、恰到好处的医疗措施；③它是慢性病、良性病，尽管有时急性发作，需要合理、科学的药物治疗；④全身心状态的调整很重要，包括生活方式、生活习惯、锻炼、心理和情绪状态等；⑤患者了解本病转归，坚持做好配合，并与主治医生做好沟通，可以使银屑病不再难治。

20. 银屑病的组织病理学特点

组织病理学改变在发病各个阶段表现迥然有别。实际上，只有部分病例能见到典型或较典型的组织病理改变。临床表现与病理变化之间并无明显平行关系，所以银屑病病理诊断应同皮疹表现紧密结合起来。

寻常型银屑病的病理变化是表皮角化过度及角化不全。角化不全区域内可见中性白细胞构成的小脓肿，称为Munro小脓肿。颗粒层明显减少或消失，棘层增厚，表皮突延伸，其下端增宽，可与邻近表皮突相吻合，真皮乳头呈杵状，其上方棘层变薄。乳头内毛细血管扩张充血，故临床上可出现奥斯匹兹征（Auspitz征），血管周围可见淋巴细胞、中性粒细胞等浸润。

关节病型银屑病的病理变化与上述寻常型银屑病相同，不再重复。

红皮病型银屑病的病理变化主要为炎症反应比较明显，真皮上部水肿显著，其他与寻常型银屑病基本相似。

脓疱型银屑病的病理变化特点是在表皮内形成较大脓疱即Kogoj脓疱，主要在表皮上部，疱内主要为中性白细胞，其他变化与寻常型银屑病大致相同，但角化不全及表皮突延伸较轻。掌跖脓疱病的病理变化为表皮内单房性脓疱，疱内有大量中性白细胞、少量单核细胞、真皮浅层淋巴细胞、组织细胞和嗜中性白细胞浸润。

21. 银屑病的临床表现及分型

银屑病皮损的形态与分布对于疾病的诊断至关重要。通常根据临床特征进行银屑病分类，但患者个体常常有一种以上类型的重叠，病程中常发生类型的转变。银屑病分型有寻常型，红皮病型、关节病型、脓疱型，这是教科书上的经典分型，我们认为还有一种不稳定型银屑病，后者有时表现寻常型，有时又表现红皮病型，病情在两种类型或三种类型之间变换，而不稳定。每种类型都有多种亚型，皮疹有多种表现如点滴状、钱币状、地图状、环状、回状、毛囊性、匐行性、蛎壳状、疣状、脂溢性、光敏性、湿疹样等。

（1）寻常型银屑病

此型约占银屑病患者的90%以上，原发性皮疹是红色丘疹或斑块，表面覆有多层疏松的银白色鳞屑，刮除鳞屑后，出现薄膜现象和点状出血。皮损可局限亦可累及全身；好发于头皮、躯干和四肢关节伸侧；伴有不同程度的瘙痒；病情多为冬重夏轻。

①点滴状银屑病：疾病早期皮损为广泛或散在分布的红色鳞屑性丘疹，发病前常有上呼吸道感染的症状，尤其是链球菌感染激发的病例，而到病程后期皮疹多转变为斑块状。

②斑块状银屑病：寻常型中最常见的类型，鳞屑性红色斑块大小不一，边界清楚；掌跖部斑块鳞屑黏着，常伴有皲裂疼痛。瘙痒明显的皮损会呈现疣状改变；伴有严重炎症时，鳞屑为黄色疏松的痂片，伴有少量渗出的皮损呈蛎壳状外观。

③反向性银屑病：皮损分布与通常银屑病皮损的部位相反，局限于屈侧的皱褶部位（腋下、乳房下、腹股沟、外阴和肛周等）。由于局部潮湿，皮损为红斑而少有鳞屑。

（2）脓疱型银屑病

银屑病角质层中的中性粒细胞微脓肿增大到表现出肉眼可见的脓疱时，称之为脓疱型银屑病。脓疱可以融合成脓湖。

①泛发性脓疱型银屑病：严重时可伴有皮肤疼痛和发热等全身症状；脓疱发生的前后，或同时可具有寻常型银屑病皮损特点。

②局限性脓疱型银屑病：包括掌跖脓疱病和连续性肢端皮炎；前者皮疹限于手掌足底，可伴发或不伴发典型的寻常型银屑病。连续性肢端皮炎的皮疹发生于指（趾）端，引起甲及其下骨质的损伤，是脓疱型银屑病中少见的类型。

（3）红皮病型银屑病

可从斑块状银屑病或脓疱型银屑病发展而来，皮损累及整个体表面积的90%以上，伴有大量的鳞屑脱落，有时伴有皮肤潮红、肿胀。皮肤广泛毛细血管扩张引起的体温调节紊乱可引起脱水、寒战和低体温；同时脱屑的丢失和消化系统的吸收不良，可导致高输出量的心衰、低蛋白血症和感染等其他系统疾病。

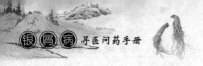
（4）关节病型银屑病

银屑病患者中6%～42%转变成关节病型银屑病，尤其是严重的银屑病发生关节炎比率较高。银屑病性关节炎病谱宽广，从脊柱到外周指趾远端关节均可累及，可出现关节滑膜和邻近软组织的炎症、骨炎，严重的骨质溶解和新骨形成，指骨呈笔套样畸形；受累关节多为非对称性，常先有单个关节的肿胀疼痛，关节症状与皮损的严重程度不一定相关；病程缓慢，加重和缓解交替发生，不可逆的破坏使正常功能逐渐丧失。

（5）其他

各型银屑病均可累及皮肤附属器。指、趾甲表现为甲板顶针状凹点、甲下"油滴"状斑点、甲板增厚、甲下角化过度、甲分离和甲破坏；在头皮皮损处头发呈束状，通常不会导致毛发脱落。银屑病皮损可累及黏膜，包括眼结膜、口腔黏膜、外阴部黏膜、外耳道等。在脓疱型银屑病常可见有沟纹舌、地图舌。

22. 儿童银屑病的特点

在儿童和青少年中银屑病患者的比例占4%，几种临床类型包括寻常型、红皮病型、脓疱型在儿童中都有所表现。从国内外的经验来看，儿童银屑病患病率在逐渐增加，银屑病发病年龄越来越小。一般将儿童银屑病定义为Ⅰ型，2%的病例在2岁前发病。先天性病例罕见，但多数患儿都有家族史。

儿童点滴型银屑病比较常见，发病前通常伴有上呼吸道感染，咽拭子培养以及血清链球菌抗体检测常阳性，积极治疗呼吸道和皮肤感染可以改善银屑病的病情。其转归大部分患儿会逐渐发展为慢性斑块型银屑病，也可以治疗后逐渐好转。斑块型银屑病是儿童中最常见的类型，头皮是最易受累的部位，也常在肘膝关节伸侧对称分布。儿童面部发病比成人多见，指甲点状凹陷的改变也较常见，也可有指甲分离以及过度角化。

儿童红皮病型银屑病少见，脓疱型银屑病却并不少见。脓疱可以分为局限性和泛发性两种，常伴有全身不适、发热以及食欲减退表现。脓疱型银屑病可以由感染、UVB照射、口服或局部应用糖皮质激素药物以及接种疫苗诱发。许多泛发脓疱银屑病的婴幼儿没有寻常型银屑病的病史，但是30%有脂溢性皮炎或者尿布性皮炎的病史，应引起重视。

患有寻常型银屑病的孩子基本可以正常上学、生活，但是皮疹会影响外观，会影响他跟同学的正常交流，上学会有心理障碍，羞于见人，不愿意参加集体活动，可能出现性格扭曲，严重地影响他们的身心健康。所以说银屑病更多的影响主要集中在心理层面，包括对儿童乃至一家人心理的压力。其次，根据我们的经验，部分儿童银屑病除与感染有关外，还与饮食不规律、偏食、挑食等有关，所以要求患者家长对此要有足够认识。

23. 老年银屑病的特点

老年银屑病患者皮损较常见于屈侧（包括腋窝、臀间、腹股沟及乳房下），尤其是那些肥胖和长期卧床的患者。屈侧的皮肤变得非常薄，因此局部用皮质类固醇药物要谨慎。老年人头皮银屑病的治疗十分困难。因为老年人皮肤干燥，瘙痒症状在这个年龄段最常见，头皮瘙痒抓破导致形成新的损害，引起同形反应。

老年银屑病更易导致各种并发症，包括银屑病关节炎、心血管疾病、代谢综合征以及恶性肿瘤。银屑病患者中，银屑病关节炎的发病率为6%～42%，发病年龄在32—60岁之间，在老年人中呈现逐步上升趋势，20%患关节炎的银屑病人年龄在65岁以上。代谢综合征在患有银屑病的老年人中也较常发生，而且老年人代谢综合征与银屑病有一定关系，这些患者比非代谢综合征患者病程更长。

老年人银屑病的治疗方式取决于疾病的严重程度、年龄、治疗用药史以及依从性。医生必须留意治疗老年银屑病患者潜在的问题。由于老年人年龄的因素，肝脏代偿能力部分下降，因此检测肝功能的异常以及乙肝、丙肝和饮酒史非常重要。此外，老年人常患有多种疾病并同时服用不同药物，因此发生药物相互作用及副作用的风险要高于其他人群。其次，年龄因素会导致多脏器功能的下降，以及体内水分的减少和脂肪成分的增加。最大的变化则是老年人肾脏排泄功能下降，代偿能力不足。药物反应因人而异，因此，系统用药的最佳剂量也应该个体化。给药时注意询问用药史，从小剂量开始，根据病情调整剂量。尽量减少多种药物联合应用，并定期检查可能存在的药物不良反应。

24. 银屑病与伴发疾病

近来流行病学研究结果显示：银屑病是系统性疾病，有数种慢性炎症性疾病在银屑病患者中发生率较高，可能与这些伴发疾病的系统炎症相关，已经部分证实银屑病与这些疾病有共同的病理基础和（或）诱发因素。银屑病常见的伴发疾病严重影响患者的健康，甚至威胁生命，应引起临床医生的足够重视。银屑病伴发疾病如下。

①自身免疫性疾病：节段性回肠炎、溃疡性结肠炎和多发性硬化。

②代谢综合征与心血管疾病：银屑病患者伴发高血压和冠心病的概率分别为正常人群的15.4倍和11倍。英国银屑病资料库的流行病学调查显示：在银屑病患者中，心血管疾病的患病率和死亡率明显升高，尤其是年轻的严重的银屑病患者。银屑病和代谢综合征是两种临床常见病，可合并出现。银屑病是慢性复发性炎症性多因素皮肤病，发病与遗传、免疫、感染、吸烟以及精神紧张等因素有关。代谢综合征以中心性肥胖为核心，合并高血糖、高血压和脂肪代谢紊乱等多种代谢异常的病理状态。银屑病与代谢综合征发病机制密切相关，且存在共同的细胞因子表达，对代谢综合征的研究可以为银屑病的治疗提供新的靶位。

③淋巴瘤和皮肤恶性肿瘤：银屑病患者患淋巴瘤的相对危险性是对照组的4倍，在严重银屑病中更为明显；过多的PUVA（光化学疗法）治疗使发生皮肤鳞癌的危险明显增加。

④心理/精神科的伴发疾病：表现为心理负担和抑郁症，甚至自杀。银屑病患者普遍存在自尊心伤害、自信心缺乏和情绪障碍，严重的抑郁导致自杀意向。

25. 寻常型银屑病的诊断标准

一般来说，寻常型银屑病的诊断并不困难。多数银屑病发病往往是慢性的，由局部渐渐扩大、增多，全身泛发点状皮疹或红色斑丘疹，红疹上有银白色鳞屑，对称性分布于躯干或四肢，尤其是四肢伸侧。鳞屑易脱落，刮去鳞屑，红斑上有光亮蜡状薄膜，再刮去薄膜，可见到针尖大小的出血点，这个现象被称为奥斯匹兹征（Auspitz征），在银屑病诊断中具有重要价值。但早期银屑病皮疹仅为米粒大小或针尖大小的丘疹，其上可能尚无明显的鳞屑，由于皮疹较小，此时很难出现典型的Auspitz征，诊断时要注意。必要时可以采用排除诊断方法，或采用病理检查以帮助诊断。

26. 寻常型银屑病的鉴别诊断

典型的寻常型银屑病的诊断并不困难，但遇到不典型病例时应特别注意。银屑病主要表现是红斑上有鳞屑，但有红斑鳞屑并不一定就是银屑病。副银屑病、脂溢性皮炎、玫瑰糠疹、扁平苔藓、盘状红斑狼疮、慢性湿疹、毛发红糠疹、头癣、体癣等疾病都可表现为红斑鳞屑。今择其要者简述如下。

（1）副银屑病

较少见。本病有多种类型，但其表面鳞屑较小较薄，不呈银白色，皮疹周围炎症轻微，没有薄膜现象及点状出血，没有任何自觉症状。组织病理学检查有助于鉴别诊断。

（2）脂溢性皮炎

红斑边缘不十分鲜明，基底部浸润较轻，鳞屑少而薄，呈淡黄色油腻性，刮除后没有薄膜现象及点状出血。有脱发，但无束状发改变。难以鉴别时，应根据病史、家族史、皮疹并结合病理综合考虑。

（3）玫瑰糠疹

皮疹沿皮纹方向排列，鳞屑细小而薄。发病时常先有一个母斑，之后逐渐增多。皮疹多分布躯干和四肢的近端。大多数病人数周后可自愈，不易复发。

（4）扁平苔藓

本病临床表现有多种类型，其鳞屑不呈银白色，鳞屑细薄且较少，也不易剥除，Auspitz征阴性。扁平苔藓为紫红色多角形扁平的丘疹，表面有蜡样光泽，可见细小网状白色条纹，称为Wickham纹。口腔颊黏膜常有白色网状条纹状损害。另外组织病理学检查对鉴别诊断有重要意义。

（5）盘状红斑狼疮

好发于面部，特别是两颊和鼻背部，呈蝶形分布。红斑边界清楚，表面可见毛细血管扩张。其鳞屑为黏着性鳞屑，与红斑黏附紧密，剥离鳞屑，可见其下扩张的毛囊口，鳞屑底面有很多刺状角质突起。病程日久，可见损害中心萎缩凹陷，色素改变。

（6）慢性湿疹

常可表现为红斑，上覆鳞屑，多发生于小腿部。慢性湿疹多伴有剧烈瘙痒，皮损两侧对称，其浸润程度较银屑病严重，表面鳞屑较薄，不呈银白色或云母状，基底色红，常伴有或曾有渗水。

（7）毛发红糠疹

本病也可以出现红斑鳞屑，鳞屑较为细薄。干燥而坚硬的毛囊性角质丘疹常常发生于红斑周围及手指的第一、二指间关节伸侧，这种丘疹及掌跖角化过度均为本病的特有表现。

（8）头癣

头部银屑病应同头癣进行鉴别。头癣包括白癣、黑点癣及黄癣（或脓癣），鳞屑不多，一般为灰白色，多发生于4—12岁的儿童，根据脱发、断发、真菌学检测及Wood灯检查等可以鉴别。

（9）体癣

多为炎性丘疹（或丘疱疹）组成的呈环状或地图状皮疹，炎症

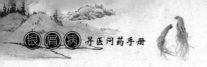

明显，浸润较浅，其上鳞屑不多，真菌镜检阳性，Auspitz征阴性。

27. 银屑病的检验项目

对一些皮疹表现不典型的患者进行皮肤组织病理学检查有助于确诊。

血常规包括血红蛋白含量和红细胞、白细胞、血小板计数；尿常规包括酸碱度、尿糖、蛋白质、各种细胞等；粪常规包括性状、细胞计数、潜血等。

银屑病患者细胞免疫、体液免疫均可能出现异常。E玫瑰花环形成试验和免疫球蛋白检测是临床常用的实验室检查方法。补体检测也有一定意义。

银屑病的肝肾功能受损可以由某些治疗药物引起，也可以由银屑病本身引起。对怀疑有肝脏损害者或应用影响肝功能的药物时要定期检查肝功；可能有肾脏受累者，除了化验尿常规以外还应检查肾功和血液酸碱度及电解质水平。检查肝肾功能对于指导临床用药有重要意义。

银屑病患者平均红细胞体积、红细胞体积分配宽度、平均血小板体积、血小板体积分配宽度、胆固醇及三酰甘油，均高于一般人群，且增高的程度与病情的进展有一定的相关性。血细胞参数及血脂异常是银屑病患者易伴发心血管疾病的重要因素，对其进行综合分析，可以作为判断病情和评估疗效的重要指标。

关节病型银屑病需要借助X线检查（透视、拍片等）以明确关节损害的部位、类型、程度以及治疗后的转归等。住院患者一般还进行胸部透视，以了解有无合并呼吸道的感染。

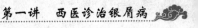

　　除组织病理学检查外，多数实验室检查无特异性，对本病的诊断没有太大的辅助意义，但对于判断病情和指导临床治疗有很大帮助。患者就诊过程中，主治医生会根据患者的病情需要而确定检测哪些指标。

28. 银屑病的分期

　　（1）进行期

　　旧的皮损不见消退而新的皮损不断出现。皮损浸润明显，炎症明显，损害周围可有红晕，鳞屑较厚。进行期时，如皮肤受到针刺、刺伤、烧伤、外科手术等机械性刺激，一般在7～14天以后，刺激周围皮肤出现典型银屑病损害，称为同形反应。

　　（2）静止期

　　皮损长期没有多大变化，基本无新皮疹出现，炎症减轻，病情稳定。

　　（3）退行期

　　炎症基本消退，皮疹缩小或变平。遗留下色素减少白斑或色素沉着斑。

　　临床上，银屑病的分期有何意义呢？要知道，银屑病外用药应按照进行期、静止期、消退期的不同阶段，药效由缓和到增效再缓和，浓度由低至高再降低的循环模式，避免激惹刺激而导致新发皮疹。还有，进行期应着重全身治疗，勿用刺激性药物，避免烫洗、搔抓等物理、化学刺激，以免病情加重转变为红皮病。进行期的患者，首先是稳定情绪，合理用药控制皮损发展，使其进入静止期和消退期；消退期的患者，则要求患者顺其自然，巩固疗效，预防诱发因素；

对于静止期的患者，则根据皮损面积和部位制订治疗方案，皮损面积小于5%，甚至10%（国外）的患者可以不用内服药，而选择使用合适的外用药，较顽固的斑块状皮损可以采用外用药封包，如果皮损面积超过10%，可根据病人以往的治疗情况重新选择治疗方法。

29. 如何对银屑病的严重程度进行评估

在给银屑病患者制订合理的治疗方案前，临床医师需要对银屑病的严重程度进行评估。定义重度银屑病的一个简单方法称为10分制规则：即BSA（体表受累面积）≥10%（10只手掌的面积），或PASI ≥10（关于PASI，下面有介绍），并且DLQI（皮肤病生活质量指数）≥10即为重度银屑病。在临床工作中有时也采用医生和患者的总体评价方法来评估疾病严重程度。

现在，人们往往考虑从患者生活质量（QOL）评价银屑病的严重程度。表1列出了有关的指标。

表 1　以生活质量（QOL）为基础定义银屑病的严重程度

轻度	中度	重度
● 疾病不改变患者的生活质量	● 疾病改变患者的生活质量	● 疾病改变患者的生活质量
● 患者能将疾病的影响最小化，不需要治疗	● 患者期望治疗能够提高生活质量	● 有最小不良反应的治疗措施疗效不佳
● 治疗措施没有严重的不良反应（如5级外用糖皮质激素）	● 治疗措施不良反应最小（即：尽管治疗不方便、价格昂贵、耗时、疗效不完全，但患者认为对其近期和远期的健康状态均无影响）	● 患者自愿接受有不良反应且影响生命状态的治疗措施以缓解或治愈疾病

续　表

轻度	中度	重度
● <3%体表面积受累	● 3%～10%体表面积受累	● >10%体表面积受累
		● 其他因素
		－患者对疾病的态度
		－疾病的部位（如面部、手足、指甲、生殖器）
		－症状（疼痛、紧缩感、出血、剧烈瘙痒）
		－关节病/关节炎

附：银屑病面积与严重性指数（PASI评分）

患者病情评分参照PASI（Psoriasis area and severity index，银屑病面积和严重程度指数）标准，包括皮损面积评分和皮损严重程度评分。

（1）评价面积

4个躯体部位分别以0～6分评分：面积：0，代表无皮疹；1，代表<10%；2，代表10%～29%；3，代表30%～49%；4，代表50%～69%；5，代表70%～89%；6，代表90%～100%；躯体部位：头面=10%；躯干=30%；上肢=20%；下肢=40%

皮损面积评分：全身分为头颈部、上肢、躯干和下肢4个部位。上述部位占体表面积的百分比分别为10%、20%、30%和40%。4个部位分别进行皮损面积评分，标准如下。

0，代表无皮疹；1，代表1%～9%；2，代表10%～29%；3，代表30%～49%；4，代表50%～69%；5，代表70%～89%；6，代表90%～100%。

为了有助于对受累面积进行评估，应注意下述规定：

a.将颈部视为头部的一部分；b.将腋窝与腹股沟作为躯干的一部分；c.将臀部作为下肢的一部分。

（2）评价临床严重程度

红斑、浸润、鳞屑，每个症状用0～4分评价（0=无；1=轻度；2=中度；3=重度；4=极重度），通过公式计算各躯体部位分值，再累加得到总分。

皮损严重程度评分：按照以上4部位评分，每个部位均按以下3个皮损临床特征评分。

0——无，此体征经仔细观察不能确认；1——轻，此体征能确认但需仔细观察；2——中，此体征较明显可立即确认；3——重，此体征很明显；4——极重，此体征非常明显。

①红斑（erythema, E）。红色或暗红色炎症性斑，压之退色。

②浸润（infiltration, I）。皮损向四周扩散蔓延的趋势，边界模糊不清，压之有实质感。

③表皮脱屑/鳞屑（desquamation, D）。指脱落的表皮细胞成片剥落。

斑块肥厚程度（I）：0——皮损与正常皮肤平齐；1——皮损轻微高出于正常皮肤表面；2——中等度隆起，斑块的边缘为圆或斜坡型；3——皮损肥厚，隆起明显；4——皮损高度增厚，隆起极为明显。

红斑（E）：0——无红斑可见；1——呈淡红色；2——红色；3——深红色；4——红色极深。

鳞屑（D）：0——表面无可见鳞屑；1——部分皮损表面上覆有鳞屑，以细微的鳞屑为主；2——大多数皮损表面完全或不完全覆有鳞屑，鳞屑呈片状；3——几乎全部皮损表面覆有鳞屑，鳞屑较厚成层；4——全部皮损表面均覆有鳞屑，鳞屑很厚成层。

渗出、干燥及瘙痒不计入总分。

PASI具体评分公式见表2。

表2　寻常型银屑病 PASI 评分公式

部位	PASI评分
头颈	（E+I+D）×A（皮损面积评分）×0.1
上肢	（E+I+D）×A（皮损面积评分）×0.2
躯干	（E+I+D）×A（皮损面积评分）×0.3
下肢	（E+I+D）×A（皮损面积评分）×0.4
PASI	以上4个部位评分的总和

公式：PASI评分＝（$E_{头}+I_{头}+D_{头}$）×$A_{头}$×0.1+（$E_{上肢}+I_{上肢}+D_{上肢}$）×$A_{上肢}$×0.2+（$E_{躯干}+I_{躯干}+D_{躯干}$）×$A_{躯干}$×0.3+（$E_{下肢}+I_{下肢}+D_{下肢}$）×$A_{下肢}$×0.4

30. 银屑病的病情发展受很多因素影响

银屑病的发展受诸多因素的影响。如自然因素中，季节气候、地域、温度湿度等有关。个体方面如药物、机械外伤、预防接种、化学制剂、各种原因引起的感染，包括咽痛、扁桃体发炎等也有密切关系。机体生理方面，心理状态改变也是病情变化影响因素之一，乐观、积极、平和的心态，对控制疾病发展或促进恢复很有裨益，另外如女性经期、分娩、哺乳、情绪烦躁等都可能激发或加剧病情。其他的如工作紧张、环境变迁、失眠、失恋、考试等事件使病情恶化的例子不胜枚举。在生活方式中，饮酒、辛辣饮食、吃海鲜或牛羊肉等也是不容忽视的因素。

以上说明，如患有了银屑病，只有从多方面配合、从全身心调整，才能使病情控制更理想，不能单纯地或一味地依赖药物治疗。

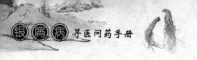

31. 银屑病会影响全身健康吗

银屑病虽然是一种全身性疾病，但主要症状表现在皮肤，只要处理得当一般情况下不影响全身健康。对个人的影响主要是容貌和社交方面的，一般不影响内脏。但是，长期控制不好的重症银屑病（皮肤损害超过体表面积10%）容易出现以下几种风险：①心脏病和高血压；②糖尿病；③慢性肺部疾病；④肾病；⑤吸烟和酗酒；⑥抑郁；⑦治疗药物引起的不良反应。患银屑病的朋友应该在以上几个方面多加注意。另外，还有非寻常型银屑病会影响身体健康。

关节病型银屑病导致关节损害，除银屑病损害外，还发生类风湿关节炎样症状。指（趾）末节指间关节常受累，出现单个或数个关节红肿疼痛，活动受限。因关节面可受到破坏，久之可发生关节变形、僵直。除指间小关节易受累外，亦可累及腕、肘、膝等关节。残毁型主要侵犯脊柱和骶髂关节等大关节，患者疼痛明显，活动受限，晨僵。受累关节处红肿，可有关节积液或变形。慢性者发生关节破坏，产生骨性融合和关节僵直。银屑病性关节炎的预后令人遗憾，很难临床痊愈，自行缓解罕见，可导致残废。

红皮病型银屑病又称银屑病性剥脱性皮炎，是一种少见的严重的银屑病。表现为周身皮肤弥漫性潮红或暗红，肿胀或伴有渗出，表面覆有大量麸皮样鳞屑。本病可有头痛、发热、全身不适、消瘦、贫血、低蛋白血症、浅表淋巴结肿大、白细胞计数增高等。由于皮损面积大，细菌易于侵入，会导致败血症而死亡；由于血液黏稠度增高、血容量不足等，导致心力衰竭而死亡；亦可由于肝、肾功能衰竭而导致死亡。本病的病程较久，临床治愈后容易复发，慢性长期不愈者，预后不良。

泛发性脓疱型银屑病，发病急病情重，常伴有高热、关节疼痛、全身不适。常有外周血白细胞计数升高、分叶核细胞比例增高、血沉加快。皮肤上迅速出现粟粒大小、密集的小脓疱。脓疱连成大片，干涸后于皮下再发新的脓疱，反反复复持续数月不消退。此病常常并发肝、肾等系统损害，甚至因继发感染、电解质紊乱或衰竭而危及生命。

32. 得了银屑病该怎么办

患了银屑病之后，首先接受事实。为什么这样说？因为临床上的确有部分患者，不幸患上银屑病后从此一蹶不振，抱怨父母，痛恨疾病为什么发生在自己身上，焦虑不安，等等。心理蒙上了阴影，严重影响了自己的生活、工作和学习。这种负面的情绪，又会影响到疾病的康复，甚至导致反复不愈。现实生活中，能否接纳自己是一个银屑病病人？接受自己的身体可能是一个"瓷花瓶"，它可能经不起感冒、心理创伤、紧张、压力、外伤、饮食刺激、睡眠不足等多重的不良刺激，需要小心呵护，才能维护好身体健康（包括皮肤健康）。就人类而言，一般人都乐于接受自己阳光、成功、美好的一面，而难以接受自己的病态、缺陷、丑陋的一面。其实，只有完全接纳自我、顺从自我，包括自己的皮肤病和负面的自我，才会真正成熟起来。接受事实，是为了改变自我生活方式关键性的第一步。要相信：银屑病会随着您内心的强大、身心状态的调整和合理用药逐渐康复。

我国民间有"外不治癣，内不治喘"之说，这个癣可能就是指"牛皮癣"，即银屑病。银屑病究竟应当如何治疗，许多患者不清楚，我们发现能接受到正规治疗的患者不到1/3，2/3以上的患者存在治疗不当。银屑病患者求治中常见的几个现象：①有病乱投医；②对医生要求过高；③悲观失望，不积极治疗；④无长期治疗准备。国内皮肤病专家张建中教授曾举过2个案例，第一个患者在患银屑病后，求治心切，只要有银屑病的广告他就去买药吃，有一次从一家诊所购回了一种"中药"胶囊，服用后果然皮疹全好了，可停药不到两周，皮疹又复发了，他再服用，又消了，这样断断续续，一服用就是两年，最后患了白血病。家人把这种药拿去化验，结果里面有大量可诱发急性白血病的乙双吗啉。另一位患者，在急性扁桃体炎后发生了全身性银屑病，来到我们医院就诊，我们根据他的情况，分析银屑病的发作与细菌感染有关，给他静脉输液两周的青霉素，结果所有皮疹全部消退。三年过去了，一直没有再发。这是两个截然不同的例子，两人都是银屑病，一个临床治愈了，一个却得了白血病。张建中教授做了一个研究，把服用过"特效药"乙双吗啉的银屑病人和未服过这种药的病人进行了比较，结果服用乙双吗啉的病人发生白血病的概率是未服这种药物病人的9倍。这个结果刊登在2007年的《药物不良反应》杂志上。所以，"有病乱投医"千万要不得。

目前，针对银屑病有很多治疗方法，具体治疗方案的选择要根据患者的年龄、身体状况、病情严重程度、经济条件以及期望值等等多种因素综合考虑。一般来讲，病情较轻、皮疹面积小的患者，以外用药为主，口服药为辅。常用的作为一线选择的外用药包括激素类药膏、维生素D衍生物（卡泊三醇软膏等）、维A酸类药物（他扎罗汀凝胶）等。值得注意的是，激素类药膏作为应用最广泛的治疗银屑病的外用药，优点在于起效快、疗效好、价格便宜，但最大的缺点在于长期用药会造成许多的副作用，比如皮肤萎缩变薄、毛细血管扩张（俗称红血丝）、突然停药容易造成病情反弹等，所以要严格掌握好疗程和用法，建议各位患者一定要定期复诊，在医生的指导下用药。严重银屑病可选择的公认的治疗方案包括：①紫外线光疗，首选窄谱中波紫外线，简称NB-UVB；②系统治疗，一线药物包括阿维A、甲氨蝶呤、环孢素、雷公藤多苷等；③生物制剂，如依那西普、英夫利昔单抗、阿达木单抗等。这些治疗方法各有利弊，疗效和副作用也各不相同，需要在经验丰富的医生指导下接受治疗。

银屑病虽然是慢性病，但大部分只有皮疹，95%的为寻常型，往往夏天好转或皮疹消退，冬天有时复发或加重，无传染性，一般对健康没有太大影响。因此一定要教育患者解除思想顾虑，以平和的心态坦然接受它，把银屑病当成一个"朋友"，保持乐观的心态，树立与疾病长期做斗争的决心和战胜疾病的信心。在日常生活中戒酒、戒烟，不食用过于辛辣的食物，避免物理性、化学性物质和药物的刺激，避免上呼吸道感染等。在治疗中，要主动与医生配合。

规范治疗就是到正规医院和专科医生处接受治疗。由于我国医疗卫生的管理体制还不完善，社会上有许多不正规诊所、医院或个体行医者，其中有的根本不懂医学，有的为了贪图见效快，而置药物副作用于不顾，应用许多不良反应大的药物，很多去过这些地方的患者都有体会，他们要么拿到的是医生自配的胶囊，要么是草药加药面，很难知道用的到底是什么药。而问题往往就出在这些药物里，第一个病人就是由于长期服用了含有乙双吗啉的药物才导致发生白血病，乙双吗啉虽然很快能控制银屑病，但是由于其对染色体有诱变作用，危害很大。目前国家已经禁止该药的应用。银屑病不会致命，而药物诱发的白血病就会危及生命。有许多深刻教训是用生命换来的。因此，要教育患者到正规医院的专科就诊。用药规范的医生可能不一定使您的病很快好，但是医生所采用的治疗用药一定是规范的，一定是安全和比较安全的（一般医生都会向患者解释和说明药物的副作用，并往往有相应预防措施），是经得起考验的，从长期疗效来讲，也是最好的。

如今是信息爆炸时代，医学的每一个进步几乎都会第一时间在网上发布，网上有大量关于疾病的信息，也有许多新药信息，同时也有许多鱼目混珠的广告。许多银屑病患者经常上网查询新的治疗方法，一旦出现新的方法，恨不得马上使用，如近期出现的光子治疗、生物药物治疗等。要知道，任何治疗方案都有其长处和短处，要知道利弊相连，最新的不一定是最好的，因此一旦摸索出适合自己的治疗方案，尽量不要随意变动，只在必要时才做调整。

银屑病的治疗往往是一个长期过程，有的人复发时各种办法、各种药物一起上，恨不得明天就好，而一旦控制又不愿再持续治疗，使得疾病很快复发。实际上，在银屑病的治疗上，宁可选择细水长流的持续疗法，不选排山倒海的"冲击疗法"。一般都是长期治疗与阶段性治疗相结合，内用和外用相结合。在这个过程中，医患的沟通和配合相当重要。银屑病是影响患者身心健康的疾病，患者求治心切也是可以理解的，但是任何病的治疗一定要建立在科学的基础之上，特别是要建立在安全之上。

希望广大患者记住以上几点忠告，正规治疗、科学治疗、坚持治疗、安全治疗，这样才能获得最佳疗效。切莫病急乱投医，破财又伤身！

33. 银屑病的西医治疗原则

银屑病治疗的目的在于迅速控制病情，减缓向全身发展的进程，减轻红斑、鳞屑、局部斑片增厚等症状；稳定病情，避免复发；尽量减少不良反应；提高患者生活质量。治疗过程中与患者沟通并对病情进行评估是治疗的重要环节。中、重度银屑病患者单一疗法效果不明显时，应给予联合、交替或序贯治疗。

银屑病有多种治疗方法如外用药物治疗、内用药物治疗及物理疗法，不管选择何种治疗方法，临床医师均应权衡利弊，根据银屑病的类型、严重程度以及患者的要求做合理选择。我们提出以下治疗原则：正规、安全、个体化。

正规：使用目前皮肤科学界公认的治疗药物和方法。

安全：治疗方法应以确保患者的安全为首要，不能为追求近期疗效而导致严重不良反应的发生。

个体化：在选择治疗方案时，要全面考虑到银屑病患者的病情、需求、耐受度、经济承受能力、既往治疗史及药物的不良反应等，合理制定治疗方案。

34. 银屑病的系统治疗药物

系统治疗就是通过内服、肌注或静脉给药等方式达到治疗效果的方式。系统治疗时应评估患者的整体病情及并发症等，选用合适的治疗方案。一般不主张系统应用皮质类固醇；若患者中毒症状重并危及生命时，可谨慎采用。总之，医生在治疗银屑病时需要充分了解病情、多方考量、权衡利弊、慎重选择。

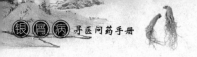

（1）维A酸类

是一系列维生素 A 的衍生物。其作用机制仍不清楚，人们发现细胞核有特异性的维A酸受体及连结蛋白，进而可以影响细胞的分裂、复制、表皮细胞的分化，使表皮细胞恢复正常角化及正常分裂增殖状态。其中最常用于治疗银屑病的芳香维A酸，如阿维A酯（Tigason，银屑灵）就对脓疱型银屑病有很好效果。维A酸内服可以提高焦油、蒽林、皮质激素外用的效果，以及提高UVB（中波紫外线光疗）和PUVA（光化学疗法）的疗效。该药主要用于严重银屑病的治疗。寻常型银屑病常用剂量为每日每千克体重0.5mg，最大可至1mg/（kg·d）。脓疱型银屑病用药量较大，一般为0.75～1mg/（kg·d），红皮病型银屑病开始不宜用大剂量，大剂量可能反使病情加重。用药 2～4 周可见显著效果，病情控制后逐渐减量直至停药。为提高临床疗效提倡联合治疗和长期维持治疗。

该类药物一般不推荐儿童患者使用，个别需要使用者，一定要进行风险及伦理学评估。所有的维A酸类药物，对胎儿有致畸性，孕妇是禁忌使用的。该药能蓄积于人体脂肪内，慢慢释放进入血液中，总的半衰期为120天，因此生育年龄的妇女在服药及停药后的 2 年内应需避孕。服药期间可有口唇、眼鼻黏膜干燥、面红及可逆性的脱发；大约40%的人有血脂升高，但停药后可恢复正常；对肝脏的影响少见，但为了避免损伤肝脏，该药最好不与甲氨蝶呤联用；长期服药可造成广泛的骨肥大及韧带钙化等。为改进该药物，近年来人们改用维A酸中弱亲脂性的抗脂质酸成分依曲替酸（Etretin，新银屑灵），某半衰期约为50小时，不在脂肪组织中积贮，故生育年龄妇女停药 1 个月后即可受孕。其用量为50mg /d。对脓疱型和红皮病型银屑病效果较好。

（2）甲氨蝶呤

是一种叶酸还原酶抑制药，可阻止表皮细胞增殖时DNA合成，抑制细胞核的有丝分裂；抑制体内激活的淋巴细胞增殖和削弱CD8细胞的功能。甲氨蝶呤是目前治疗银屑病最经济、有效的药物。在欧美国家，首次选择治疗的患者在40%～60%。由于对本药的认识不足，我国的使用率偏低。使用该药的最大的副作用是长期使用可导致肝脏的纤维化，其次为急性骨髓抑制。甲氨蝶呤对银屑病疗效肯定，而且用药方便，通常每周用药1次，可口服或肌内注射。起始剂量为每周5～10mg，老年人可适当减少为每周2.5～5mg。维持剂量可根据治疗效果调整为每周5～15mg，最大剂量不超过每周30mg。起效时间为4～8周。长期服用有累积效应，通常用药超过1.5g有导致肝脏纤维化的可能，特别是对于有乙肝病史、肥胖、糖尿病等肝毒性风险因素的患者建议进行肝活检。检测PⅢNP（3型前溶胶原蛋白氨基末端肽）可替代肝活检，用于评估肝纤维化。定期检测血常规，以观察有无骨髓抑制，初次用药可在1～2周检测一次血常规，如无异常可在6～8周后每2～4周检测一次。

（3）环孢素

是一种主要作用于T细胞的选择性强的免疫抑制药。开始剂量3mg／（kg·d），可逐渐增加至5mg／（kg·d），一般7天内起效，4～8周大部分病例可临床治愈。逐渐减量，停药后大部分会复发。环孢素治疗斑块型银屑病有较好的疗效，其特点是起效快，一般由于短期诱导治疗，初始剂量可根据病情选择，一般为3mg／（kg·d），如病情需要可直接用4～5mg／（kg·d）。该药停药后会在短期内复发，应选择维持剂量和用其他药物替代治疗。用药期间注意监测血压和肾功。

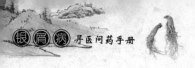

（4）生物制剂

目前采用较多的是细胞因子阻断剂。近年来研发的生物制剂，主要是针对肿瘤坏死因子（TNF）和T细胞毒的药物，如依那西普、英夫利昔单抗、阿达木单抗和乌司奴单抗等。该类药物在欧美等经济发达国家已应用于临床治疗斑块型银屑病。有较好疗效，并可延长缓解期，但也不能根除银屑病。作为新一代的治疗药物，虽然在效能及控制复发方面有一定的优势，但尚不可能取代传统的银屑病治疗药物。英夫利西（Infliximab）属于鼠-人的嵌合单抗，3～5mg/kg加入5% 500ml葡萄糖盐水或0.9%生理盐水静脉滴注，分别于第0、2、6周使用。依那西普（Etanercept）属于TNF-α受体融合蛋白，每次25mg，每周2次，或每次50mg，每周1次，皮下注射，疗程12周。阿达木（Adalimumab）属于人重组IgG1抗TNF-α单抗，每次40mg，皮下注射，每2周1次。另外，该类生物制剂用于治疗银屑病的时间尚短，其长期使用的安全性及疗效有待进一步的观察。该类药物的弊端在于其可能激活潜在的结核病灶，诱发严重的感染、脱髓鞘疾病、肿瘤等。价格昂贵，明显加大医疗成本，限制了其应用推广的患者范围。只有当使用传统药物治疗无效，患者有良好的经济支付能力，充分评估机体状态后，在患者知情同意的情况下，作为一种替代疗法审慎使用，一般不推荐首选治疗。用药治疗期间，应严格监控相关指标，保证用药安全。

（5）霉酚酸酯（吗替麦考酚酯）

是一种免疫抑制药，阻止DNA合成和细胞增殖。1.5～2g/d，分2次口服，疗程2～3个月。该系列药物可有效控制斑块型银屑病，但其效能并不明显优于维A酸类和甲氨蝶呤，停药后易复发，一般不做首选。用药期间应定期监测肝肾功能、血压、血脂及相关指标，确保用药安全。

服用任何药物都可能会出现腹部不适、恶心等不良反应，如果很轻微，用药一段时间后即会消失。如果胃肠反应严重，可改用小剂量，适应后再逐渐增加剂量。不推荐用其他药物来改善胃肠道症状，以免再出现其他不良反应(服用每种药物都可能会出现不良反应)。服用免疫抑制药后，较常见脱发现象，一般能重新长出头发。需要指出的是，免疫抑制药与糖皮质激素不同，突然停药不会出病情恶化。

多数药物进入人体后，会被肝脏代谢，可能造成肝损害。以上这些免疫抑制药也不例外，对于少数患者可能会诱发肝功能损害。因此在刚开始服用免疫抑制药的前3个月内，需要每月化验肝功能，之后可以每3个月化验或自觉不适时化验。对于乙肝病毒携带者，应慎用免疫抑制药。对于活动性肝炎或转氨酶异常升高3倍以上的患者，禁用免疫抑制药。

俗话说"是药三分毒，无毒不是药"，治疗银屑病的药物说明书中列举了很多有可能出现的副作用，实际上这些药品在治疗过程中出现严重副作用的概率极低，与大多数人无缘。如果能够在医生的指导下服药，其安全性尚可保障，一定不能盲目用药。但部分患者读了药品说明书后就不敢服用或擅自减量，没能很好地控制银屑病的病情发展。也有部分患者接受正规的治疗后，病情也达到临床缓解，就不再服药，往往导致病情复发，再次从头开始治疗的效果往往不好，出现这样的结局令人惋惜。

35. 银屑病的局部治疗药物

局部治疗是西医治疗银屑病中重要一环。局部治疗可以直接作用于病变部位而不至于引起全身的毒副作用。皮损局限或稀少者单用局部治疗即可，皮损广泛者宜将局部治疗和全身治疗、紫外线治疗相结合。

（1）外用药治疗原则

①皮损面积不超过体表面积的3%时，局部治疗可作为银屑病的主要疗法，但皮损面积较大时，应配合系统治疗和（或）紫外线治疗。局部治疗的药物种类较多，可以单独使用，也可多种外用药物联合使用。

②急性期不宜用刺激性强的药物。误用刺激性药物会使皮损扩大，甚至诱发红皮病或脓疱型银屑病。

③静止期可使用作用较强、渗透性较好的药物。初用时浓度宜低，以后酌情增加，皮损基本消退后，亦可改用浓度低的药物巩固治疗。若皮损广泛，外用药吸收较多时也易引起中毒，宜将皮损化区域分别搽以不同的药物或经常更换不同的药物。

④重视预防治疗：外用疗法的目的是减少银屑病的每次发作，并要尽可能延长其缓解期。为防止和减少复发，延长缓解期，在皮损消退、临床痊愈时，不应马上停止治疗，应该继续巩固治疗1~2个月。

（2）常用的外用药物

①角质剥脱药和皮肤润滑药：可清除皮损部位的鳞屑，缓解瘙痒、保护皮肤免于裂开疼痛，常用的角质剥脱药如2%~10%水杨酸软膏，低浓度用于银屑病进展期，高浓度用于静止期；皮肤润滑剂常用的有羊毛脂凡士林软膏、5%硼酸软膏、10%尿素软膏等，主要用于本病进行期或红皮病皮损。10%尿素软膏是一种角质剥脱药，具有增加皮肤蛋白质的水合作用，止痒，软化鳞屑，促进皮肤的穿透性，可与多种药物联合使用。

②焦油类药物：是一类较为古老的药物，该类药物可以阻止DNA的合成，抑制异常细胞的有丝分裂。可以使细胞DNA的合成降低，从而使增厚的表皮变薄、细胞增殖变慢。经验表明这类药物疗效肯定。焦油类药物具有一定副作用，包括光敏感、引起毛囊炎及痤疮样疹、原发刺激和急性接触性皮炎等。本类药物有臭味，容易污染衣物，使一些患者不乐意使用。常用的有煤焦油、松馏油、糠馏油及黑豆馏油等。提纯煤焦油（如1%纯煤焦油洗剂，泽它洗剂）类药物曾在我国广泛应用，对头部银屑病的疗效较好，但遗憾的是这类药物自2006年国内停止销售。近年来，市场上又有一些含煤焦油的药物，可以在医生的指导下合理选用。

③蒽林：1916年开始用于银屑病的治疗，它可以调节细胞氧化还原能力，产生活性氧，从而影响细胞核的靶目标，干扰DNA合成，抑制与细胞增殖和炎症反应相关的细胞分裂。疗效高于焦油类药物，对斑块型银屑病有很好的疗效。但由于其局部刺激作用和容易染色而不易被患者所接受。使用浓度在0.1%和1%之间，可制成乳剂、软膏和糊剂，每日或隔日外用1次。传统的方法是先从低浓度（0.1%）开始，逐渐加大浓度。近来有人提出一种短期接触疗法；外用1%~3%的高浓度蒽林制剂，10~30分钟后立即擦去，并用酸性肥皂清洗局部，然后外用润肤霜或合适的皮质类固醇软膏，每日1次或每周3次，一般3周后皮疹可消失，该法特别适用于慢性、静止期的斑块型银屑病。根据病人耐受情况，可适当提高蒽林的浓度。缺点是，污染皮肤和衣服；刺激皮肤，引起发红、灼热、瘙痒等症状；大量应用可引起肝、肾及神经系统中毒。破损皮肤、肝肾功能异常者慎用；儿童、孕妇慎用。

④维生素D_3衍生物：由于其生物利用度较低，也不易经皮吸收，

因而不良反应较少。治疗银屑病的维生素D$_3$衍生物局部外用制剂的开发，成为20世纪90年代银屑病治疗的重要进展之一，是轻至中度斑块型银屑病的一线用药，尤其适用于对其他制剂无效或有反应不能应用者。治疗慢性的轻、中度银屑病，临床疗效能与皮质激素媲美，且无激素的副作用，起效较糖皮质激素慢，但缓解期较长。目前已经上市的药物有三种，即卡泊三醇（商品名：达力士）软膏及搽剂、他骨化醇软膏（商品名：萌尔夫）和骨化三醇软膏。活性维生素D$_3$可与体内维生素D$_3$受体结合，抑制皮肤角质形成细胞的异常增生，诱导细胞的正常角化，并能抑制淋巴细胞活化，从而使银屑病的斑块变平、皮损炎症缓解。对于该药的不良反应，少数患者用药局部出现刺激症状，如皮肤烧灼感、红斑、脱屑及干燥、过敏。

⑤维A酸类外用药物：维A酸类药物应用于皮肤病的治疗已有40余年的历史，被誉为"开辟了皮肤病治疗的新纪元"。近几年发展迅速，已成为当前用于治疗银屑病的主力药物之一。常用药物有0.1%和0.025%的维A酸乳膏、0.05%他扎罗汀凝胶（炔维）及0.1%他扎罗汀乳膏（乐为）。他扎罗汀（Tazarotine）系受体选择性的第三代维A酸，是第一个外用维A酸中可有效治疗轻中度银屑病的药物，调节角质形成细胞的异常分化，抑制其过度增殖，影响免疫系统和炎症过程，改变靶细胞间的黏附等作用，疗效肯定。

维A酸类药物有乳膏和凝胶（0.05%、0.1%）两种类型，适于治疗轻度、中度斑块状寻常型银屑病。可与糖皮质激素、UVB、PUVA联用，安全有效，每天1次。通常患者仅需晚上在皮疹表面涂抹少量药物，头皮、指甲均可使用。该药的不良反应：a.他扎罗汀有致畸作用，虽然外用后吸收极少，妊娠妇女仍应避免使用；b.降低紫外线的红斑阈值；c.有暂时性局部刺激症状，不能用于眼周、外阴及皮肤皱褶部位。

⑥皮质类固醇激素：皮质类固醇激素外用治疗银屑病历史较久，具有疗效高、起效快、种类多便于选择等优点，目前仍是临床上治疗寻常型银屑病最常用的方法之一。该类药具有广谱免疫抑制作用，抑制细胞因子产生，抑制巨噬细胞的激活，影响花生四烯酸的释放，减少了炎症介质，并减少了循环中T辅助细胞的数量。必须按皮损累及程度、治疗部位及其他因素来选用适当的皮质激素制剂。但不宜大面积和长期使用。激素制剂无色无味，应用方便，不污染衣物，患者乐意接受。但长期外用皮质激素可导致表皮和真皮的萎缩、毛细血管扩张、持久性红斑、痤疮样疹、毛囊炎及皮肤色素沉着等。此外，大面积外用高效皮质激素，可因吸收作用造成肾上腺皮质功能抑制。外用皮质类固醇激素种类很多，按其对血管收缩反应的强弱，将外用激素制剂的效能依次分为超强、最强、强、中、弱5级。如超强效激素：0.05%卤米松（商品名：新适确得）；最强效激素：0.05%醋酸氟轻松（肤轻松）；强效的激素：0.1%糠酸莫米松（艾洛松）；中效类激素：0.1%丁酸氢化可的松（尤卓尔）；弱效类激素：0.1%氢化可的松等。

⑦外用钙调神经磷酸酶抑制药：现在可用的有他克莫司（商品名：普特彼），外用制剂为0.03%（用于2岁以上的儿童）和0.1%软膏（用于成人）。吡美莫司（商品名：爱宁达）外用制剂为1%吡美莫司乳膏。该药外用安全性高，不引起皮肤萎缩、无明显刺激等不良反应，可用于面部及皮肤皱褶部位，也适用于儿童，适用于面部和间擦部位的寻常型银屑病。用药部位可出现短暂的皮肤刺激症状，如烧灼感、瘙痒和红斑，治疗开始1周内可逐渐耐受，刺激消失。禁用于急性皮肤病毒感染部位；不推荐使用封包治疗；治疗期间应尽量减少暴露在日光下，并避免使用紫外线灯、UVB或PUVA

治疗；妊娠期不宜使用，哺乳期不推荐使用。

⑧其他外用药物：吡硫翁锌（商品名：适今可）；新型免疫调节药如恩博克乳膏，为抗IL-8（白细胞介素-8）单克隆抗体乳膏；辣椒辣素等。

（3）局部外用药物使用注意事项

治疗银屑病，正确地使用外用药可以收到良好的效果。治疗银屑病的外用药物种类很多，一定要在医生指导下选择药物，不可任意使用。此外，还要注意以下几个方面。

①在银屑病急性期，皮损炎症明显时，不宜用刺激性强的外用药物，如蒽林、高浓度维A酸等，以免激发红皮病，稳定期可选用作用较强的药物。

②当皮损广泛时，大面积使用外用药物，会因为吸收过多引起中毒。因此，选用的药物浓度应当降低，而且应分区域搽用不同药物，以减少单一药物的吸收。尤其不要大面积使用激素制剂。

③有些外用药物容易引起刺激，产生皮炎，如蒽林、达力士、维A酸等，这些药物用于面部等部位应特别慎重。不能用于靠近黏膜的部位，如会阴部、肛门周围等。

④腋下、腹股沟等摩擦部位以及面部对激素较敏感，容易产生皮肤萎缩、色素沉着、毛细血管扩张等，因此在这些部位搽药时应选用不良反应较少的外用激素，如丁酸氢化可的松软膏（尤卓尔）、艾洛松等。亦可外用钙调神经磷酸酶抑制药，如他克莫司和吡美莫司，可以用于不适合采用糖皮质激素类或维A酸类外用药的部位。

⑤一般药物的用法是均匀搽于患处并轻轻按揉，每日两次。也有的外用药每日只需搽一次。具体的用法应向主治医生询问清楚，或参考药物的使用说明书。

36. 什么是联合、交替、序贯治疗

（1）系统治疗方面

①联合治疗：银屑病联合治疗的基础是不同的药物作用机制不同，以最小的剂量互相协同或累加达到最好的效果而不良反应最少。一旦银屑病皮损被有效清除，则应逐渐减少联合治疗药物的数量，以其中某一种药物维持治疗。常用的联合治疗：中药加外用药/光疗；阿维A加UVB / PUVA / 环孢素/生物制剂；环孢素和甲氨蝶呤（二者均小剂量）加光疗/生物制剂；霉酚酸酯和环孢素（逐渐减少环孢素剂量）；外用药物加阿维A / 光疗。慎用的联合治疗：甲氨蝶呤与阿维A；环孢素与PUVA。

②交替治疗：交替治疗的主要目的是将累积毒性最小化，在最初的治疗到达毒性水平以前，从一种治疗转换为另一治疗方法；或者是由于最初的治疗效果逐渐降低而不良反应增加而转换。外用药、内用药、光疗可以交替使用。生物制剂也可在交替治疗中发挥作用。

③序贯治疗：序贯治疗时，临床医师将特异的治疗方法排序，使最初的治疗达到最好的效果，并降低长期不良反应。序贯治疗包括三个阶段：清除阶段：选用快速作用药物，但常有较大不良反应；过渡阶段：一旦患者病情改善，采用维持治疗药物，逐渐减少快速作用药物的剂量；维持阶段：仅用维持治疗药物。在清除阶段可联合应用快速作用药物和维持药物，旨在提高疗效。

（2）外用治疗方面

①联合疗法：两种外用药以最小剂量同时使用，达到副作用最小，疗效最佳；例如糖皮质激素联合维生素D_3衍生物、维A酸、水杨酸、抗生素等，以增加疗效、减少用量和不良反应。

②交替疗法：一种外用药使用一段时间，在其出现副作用之前改用另一种外用药；例如先用超强效糖皮质激素，改善一定程度的炎症症状后再改用低级别的糖皮质激素，可避免快速耐受。

③序贯疗法：包括清除阶段（即选用快速起效，副作用相对较大的药）；过渡阶段（系在病情得以改善时减少快速起效药物的用量）；维持阶段（仅用维持药物）。

37. 银屑病的沐浴疗法

一般来说，洗浴可去除鳞屑、清洁皮肤、缓解干燥瘙痒，又可改善血液循环和新陈代谢，促进外用药物的吸收，增强治疗作用，有利于病情的改善。如在浴液中加入适当药物可提高治疗效果。常用者有硫黄浴、糠浴、焦油浴、矿泉浴、海水浴、中药浴等，可刺激皮肤、改善血液循环，增加止痒，消除炎性浸润等。

（1）什么样类型的银屑病患者适合洗浴

由于银屑病皮损每天都产生大量的鳞屑，为去除鳞屑、缓解瘙痒，银屑病患者可以适当增加洗浴次数。但如果皮疹新起以点滴状为主，或皮疹突然加重，周身潮红时，不宜洗浴或洗浴时温度不宜过高。不同类型银屑病应采取不同的洗浴方法，若皮疹不是鲜红，且皮疹散发，应以淋浴为宜，洗浴时间宜短；若皮疹肥厚、经久不退，则应选择全身或局部泡洗，泡洗时间可相对长些。大面积红皮病型水温要严格控制，脓疱型适合淋浴，洗浴时可酌加杀菌剂以预防感染等。

（2）洗浴前有哪些注意事项

银屑病患者洗浴前注意事项与健康人一致，如不能够在饭后马

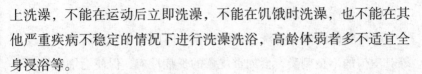

上洗澡，不能在运动后立即洗澡，不能在饥饿时洗澡，也不能在其他严重疾病不稳定的情况下进行洗澡洗浴，高龄体弱者多不适宜全身浸浴等。

（3）要注意水温和环境温度

水温太高（40℃以上）会刺激皮损，使皮损的血管扩张、炎症加剧、瘙痒明显，从而导致皮损恶化；水温过低（34℃以下）则不能较好地软化鳞屑和促进皮肤的血液循环，不利于皮损消退。要根据皮损的类型不同来选择水温，如寻常型银屑病的进展期以及红皮病型、脓疱型、伴有渗出的皮损，不宜接受过强的刺激，水温应低一些，水温以患者稍感温或稍感烫为宜，在35～39℃。而对于静止期皮损，特别是明显肥厚的斑块状皮损，水温则可高一些。此外，洗澡时还应注意环境温度，以防受凉感冒而造成银屑病加重。需要特别强调的是，红皮病型皮损，特别红皮病急性期，由于皮疹面积大，毛细血管广泛扩张，且皮损处汗孔受累，不能正常出汗，导致患者体温调节功能降低，因此要严格控制洗浴的水温和时间，应使水温保持在38℃左右最为合适。

（4）洗澡次数和时间

在气温较低的季节，除急性期外，银屑病患者如有条件宜每天或隔日洗澡1次，如果能洗药浴或矿泉浴则更好。根据临床经验，坚持每日洗澡20～40分钟的患者和使用同样药物治疗而不洗澡的患者相比，能明显缩短临床治愈的时间。每次洗澡持续的时间，根据患者所选水温高低以及个人的耐受情况决定，一般以20～40分钟为宜。如果水温低、患者的耐受性较大，洗澡时间可以长一些，而水温高、患者的耐受性较差，则应短一些。总之，洗浴的程度最大应以不刺激皮损，患者不感觉疲劳、无不适感为度。

（5）洗澡的方式

不适宜的洗浴，如洗浴温度过高、时间过长、或过度搓擦皮损等对皮损的不良刺激，会加重皮疹的炎症反应，促使毛细血管扩张充血，使病情加剧。经验证明，凡是因为过度搔抓或搓擦等使皮损遭受刺激者，往往会影响皮损的消退。沐浴时，不用或少用香皂，尤其不要使用刺激性大的碱性皂，不要过度搔抓或用浴巾用力搓擦。

（6）特殊情况下的洗澡

泛发性脓疱型、红皮病型以及渗出型银屑病患者洗澡时，水温不宜太高，以免刺激皮损，少用高锰酸钾浴或淀粉浴。对年老体弱及伴有某些内脏病（如心脏病、高血压）者，除水温不宜太高外，还应采取比较安全的坐式淋浴，最好有人在旁守护或帮助洗浴。

（7）怎样选择温泉浴、海水浴或中药药浴等不同的洗浴方式

虽然有研究表明温泉浴、海水浴能够改善病情，但是由于不同地理位置的温泉或海水所含矿物质不尽相同，所以对不同患者的效果也不相同，部分患者治疗后也可能出现病情加重。对各地的温泉或海水浴治疗，缺乏具有说服力的试验观察证据。

（8）洗浴后有哪些注意事项

由于洗浴可以去除大部分鳞屑，银屑病患者洗浴后要注意保暖、防寒，立即涂抹柔和、滋润、保湿类乳膏或乳液（或药物），建议使用医学护肤品，减少表皮丢失水分，保湿效果好，有加固皮肤屏障和改善皮疹的作用。也可以选用10%的尿素乳膏，以增加治疗效果，但不可以应用刺激性强的外用药物，如酊剂、焦油类制剂等。洗浴后进行NB-UVB（窄谱中波紫外线）照射治疗，也可以提高治疗效果。

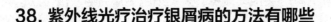

38. 紫外线光疗治疗银屑病的方法有哪些

为了保持肌肤白皙，躲避紫外线是很多人的日常功课。然而对于一些皮肤病患者来说，紫外线光疗是当前皮肤病治疗的重要方法之一。紫外线照射到人体皮肤表面，被皮肤中的某些分子吸收，使其处于激发状态，产生相应的光化学产物，作用病变组织可引起一系列光生物学效应，从而达到治疗各种皮肤病的目的。

紫外线属不可见光线，波长200～400nm，紫外线的各种生物学效应均有一定的光谱特点，它的作用效果的大小及性质与波长有关。紫外线光谱可分为三个波段：长波紫外线（UVA），波长320～400nm；中波紫外线（UVB），波长280～320nm；短波紫外线（UVC），波长200～280nm。紫外线光疗其治疗机制是通过调节表皮细胞的DNA及真皮内的免疫细胞等而达到治疗的目的。紫外线光疗法，在欧美发达国家的应用已经相当成熟普及，被公认为治疗常见难治性皮肤病的首选治疗方法。皮肤在接受紫外线照射后，经一定时间的潜伏期可在照射部位出现紫外线红斑。潜伏期的长短与照射剂量及紫外线波长有关，UVA引起红斑的潜伏期长，UVB引起红斑的潜伏期较短。中波和长波紫外线常用于寻常型银屑病的治疗。

（1）光化学疗法（PUVA）

又称光敏疗法，是使用波长320～400nm的紫外线照射与光敏剂结合引起光化学反应来治疗银屑病非常有效的方法。长波紫外线一般不单独应用，需要口服或外用补骨脂素（8-MOP、5-MOP或TMP）联合UVA照射。PUVA治疗银屑病的机制主要是通过抑制表皮细胞DNA合成而起作用。在长波紫外线作用下，光敏剂与表皮细胞中DNA的胸腺嘧啶碱基结合，形成光合物，进而影响表皮细胞DNA

的合成，使有丝分裂活动减少，表皮细胞更迭周期减慢，以达到治疗目的。最初在1924年，德国Goeckerman率先应用紫外线（UVA），结合外用煤焦油，照射皮肤治疗银屑病获得较好的疗效。近年来则多采用光敏剂补骨脂素，结合UVA照射皮肤治疗银屑病、白癜风等收到较好的效果。PUVA治疗银屑病已获得美国FDA的批准。国内应用PUVA治疗银屑病也有30余年，疗效显著。

不良反应：口服补骨脂素可引起胃肠道症状，如恶心等；UVA照射过量可致皮肤红斑、灼热、水疱等。长期应用PUVA可致皮肤老化、色素沉着和皮肤癌；有增加白内障的危险性。口服补骨脂素后应戴UV防护镜，防止眼损伤。红皮病型银屑病和脓疱型银屑病患者的PUVA治疗方案制定应谨慎，过度的剂量会加重病情。长期PUVA治疗可增加皮肤癌发生的危险性，故治疗次数应在200次或UVA在$1000 \sim 1500J/cm^2$以内。

禁忌证：禁用于红斑狼疮、皮肌炎、妊娠、恶性黑素瘤及易发生皮肤肿瘤的各种皮肤病患者。

慎用情况：年龄小于12岁；具有癌前病变；有砷治疗及放射治疗史；使用免疫抑制药；卟啉病；白内障；急性皮肤病变；肝功能不全等患者。

（2）窄波UVB（311nmUVB，NB-UVB）

1981年Parrish和Jaenike实验发现波长<295nm的UVB几乎无抗银屑病的作用，且引起红斑反应较明显，超过313nm则疗效降低，而300~313nm的UVB治疗银屑病最有效。经大量的临床实践表明311nmUVB的疗效优于广谱UVB，红斑反应发生率低，疾病缓解时间长，疗效类似于PUVA，但不需服药，费用低，可用于孕妇及儿童等。自20世纪80年代末以来，窄谱中波紫外线（NB-UVB）得到

广泛推广使用，目前在欧美国家已成为治疗寻常型银屑病的常规措施。近年来，我国大中城市医院皮肤科应用越来越普及，已成为治疗银屑病的主要物理疗法。中波紫外线治疗银屑病的机制是：皮肤细胞DNA吸收UV后，形成嘧啶二聚体，引起DNA合成降低，从而抑制了银屑病异常增生细胞DNA的合成，缩短银屑病表皮角质形成细胞的增殖周期；UVB照射可抑制朗格汉斯细胞的抗原呈递功能，同时影响角质形成细胞分泌可溶性介质的功能。

NB-UVB疗效优于宽谱UVB，安全性优于PUVA。NB-UVB的有效性与PUVA的早期阶段相同，但缓解期较短。NB-UVB可单独使用，亦可与其他外用制剂或内用药联合应用。

（3）308nm准分子激光

准分子激光最初由美国军方研发用于军事领域，因为发现它对皮肤病的治疗作用，美国FDA于2000年开始用于皮肤病治疗领域，2005年通过中国食品药品监督管理局（SFDA）认证进入中国。目前用于皮肤科临床治疗的308nm准分子激光是一种氯化氙（XeCl）准分子气体激光。该激光穿透力强，对皮损处浸润的T细胞有直接细胞毒作用，诱导T细胞的凋亡，抑制细胞因子的产生。该激光的波长与窄谱UVB相似（传统的光疗为大面积照射，累及周围正常皮肤），与窄谱UVB不同的是它为光斑输出、选择性作用于皮损局部，因而治疗更具专一性。能量是窄谱UVB的5～10倍，不仅可以在一定程度上降低其引起光老化，同时能产生高能量的UVB达到治疗目的。308nm准分子激光适用于皮损局部照射，因此照射起始剂量采用了最小红斑量（MED）均数的3倍，而非窄谱UVB常用70%的MED值。观察表明，308nm准分子激光作为治疗寻常性银屑病和掌跖银屑病的一种新手段，具有起效快、疗程短、不良反应少等特点。

银屑病光疗时注意事项，有很多情况不能进行光疗，即光疗禁忌：红皮病型或脓疱型银屑病的急性期；儿童、年老体弱者；皮肤有水疱或糜烂渗液较严重者；光感性疾病（着色性干皮病、红斑狼疮及其他光敏感性皮肤病患者）；使用光敏性药物者；活动性肺结核、甲亢、心力衰竭、肝/肾衰竭者；皮肤肿瘤；白内障和无晶状体者、接受放疗或同位素治疗者。治疗中必须戴专用防护眼镜以阻挡紫外线，普通太阳镜是不够的。进行全身治疗的患者必须脱掉全部衣服，男性患者应遮挡生殖器部位，遮盖的形状、面积不能轻易变化。治疗当日外出时治疗部位应使用SPF15以上的防晒霜。如需使用外用药，应在照射后涂抹。光疗后不宜马上沐浴，以免减少紫外线的吸收。进行治疗期间，不宜食用芹菜、油菜、菠菜、小白菜、莴笋、香菜、野菜、无花果等有光敏作用的蔬菜，以及柑橘、芒果、菠萝等有光敏作用的水果，以及四环素、磺胺、异丙嗪、冬眠灵等具有光敏作用的药物。一般治疗后涂护肤剂，可减轻光毒反应，避免皮肤干燥等不适。

39. 银屑病的演变规律及意义

银屑病的病程演变过程有其特殊性和规律性，每次发病经过进行期、静止期、消退期。每位患者的各期持续时间不确定，皮损消退后缓解期长短也不确定。为了解银屑病患者治疗后的复发情况，彭永年教授等对730例寻常型银屑病患者进行长达20年的追踪调查，并对其中初发病例113例20年的病程演变进行分型，发现有6种不同的类型。第1种类型是初次发病后皮疹在1年之内完全消退，至随访时20年尚未复发有24例，占21.2%；第2种类型是反复发作数年后皮疹方完全消退，至随访时未复发有14例（12.4%）；第3种类型是间隔多年（最长者20年）发作1次，每次复发后经数月皮疹完全消退或有少量皮疹者19例（16.8%）；第4种类型是初次发病皮疹广泛或局限，以后每年均有皮疹发生，但皮疹量少，且局限于身体某几个部位，此型有19例（18.8%）；第5种类型是病程中经常反复发作，发作时皮疹分布范围广泛，但皮疹密度稀疏，此型26例（23.0%）；第6种类型是病程中每年发作，发作时皮疹分布范围广，数量多，此型11例（9.7%）。最后这种类型才是那种顽固难治的"牛皮癣"。

这项调查结果是非常有意义的，其中1、2、3型说明并不是一旦患银屑病后就总是反复不愈，迁延不断；起码有1/2的患者在患病后可长期不反复，1型者甚至可能终身不复发；真正复发频繁且病情很重的第6种类型患者仅占9.7%，这部分患者多数是"乱投医，滥用药"而致使机体自身调节能力降低和免疫功能紊乱，病情演变失去原有的规律。1999年彭永年等又进行前瞻性观察15年以上的65例病例，采用中西医结合的简单安全的药物治疗和心理治疗后的病情演变：结果为第1型病例的比例明显增加（20例/65例），6型病例明显减少（2例/65例）；说明正确规范科学的治疗干预、特别是中医药治疗可以改变六种病情演变的比例，提高1型、2型、3型的病例数，使更多的银屑病患者能获得长期缓解。若是初发患者或长期缓解突然再发的病例，即使皮损广泛，也不应内用皮质类固醇激素和抗癌药，否则会影响疾病演变过程，可能导致银屑病越治越重。

通过这两次对病程演变的调查，结果提示我们对于初发病人，一定要告诉患者，树立信心，去除盲目性；并帮助分析本次发病的各种诱发因素，注意避免或预防，争取这次治愈后数十年不复发；对于第6和第5型的患者，治疗的目标是使间歇期不断延长，争取成为较长期不反复的2型或3型；而对于经常反复，皮损面积又广泛的6型患者，虽然病例数少，但在社会上的影响不小，往往给人留下"银屑病是不治之症"的错误印象。因此，更要耐心地、认真地帮助分析他们的病情反复加重的原因，并加以纠正；在心理治疗的基础上进行综合治疗，慢慢调理是可以争取减轻病情，延长缓解期，提高生活质量；而不能要求在短期内达到彻底治愈。

此外，在临床治疗寻常型银屑病患者时，我们必须因人而异，制定不同的治疗方案和目标，使患者正确对待疾病，不断增强治愈的信心和巩固治疗的效果。但对于所有的寻常型银屑病患者，我们应有共同的治疗原则：首先，必须重视心理治疗，包括科普健康知识教育、心理疏导、生物反馈治疗等；皮损少而局限者须适当地使用外用药物即可；寻常型银屑病患者原则上不系统应用皮质类固醇激素、免疫抑制药（抗癌药），中药中不能含有铅、汞、砷等重金属。

40. 银屑病皮疹的消退规律

银屑病尽管顽固难治，但是只要通过规范、科学的治疗是可以实现临床治愈的，当然因为患者体质、既往治疗用药史及皮损表现类型的不同，治疗的效果及皮损的消退快慢也是不相同的，那么，银屑病皮疹的消退有规律吗？

我们发现，银屑病皮损在临床上表现为多种形式，有的呈钱币状、有的呈点滴状，还有的呈砺壳状等。从皮疹形态来说，点滴状、斑片状等皮疹消退相对较快，斑块状、地图状、疣状、砺壳状等消退相对较缓慢。从皮疹部位来看，一般是银屑病患者的躯干及上肢消退较快，下肢消退较慢，头皮、关节部位消退最慢。从每个银屑病患者的皮损变化来看，其颜色由红色变为浅红，由深红变为红褐色，颜色越来越淡，鳞屑由多逐渐变少，皮损由厚逐渐变薄变平；有的银屑病患者皮损先从边缘开始，逐渐缩小，出现一个消退环；有的银屑病患者皮损先从中央消退而形成环形或半环形，中间的正常皮肤逐渐扩大，以致完全消退；有的大斑块皮损先从中间开始分化，变成几个小块，最后皮损完全消退。

皮损消退后，大多数患者的皮肤会光滑如常，部分患者的皮疹消退后留有色素减退斑，但在以往的治疗过程中用过激素、免疫抑制药或重金属盐的银屑病患者的皮肤可留有暂时性色素脱失斑或色素沉着斑。

41. 银屑病能治愈吗

不论是病人、病人亲属或医生，都希望能找到根治银屑病的方法，遗憾的是，由于银屑病的发病原因极其复杂，至今尚未完全弄明白，所以至今未找到根治银屑病的方法。当前说银屑病能"除根"或"包治"还为时过早。所谓的"治病除根"是将一种疾病的病因全部去除，获得痊愈。只有将病因全部去除掉，"根"才能被除去。银屑病的病因尚不完全清楚，因此说银屑病"除根"，是一种不科学的提法。

银屑病能不能治愈呢？我们说是可以的。银屑病患者通过治疗，有些病人甚至未经治疗，皮疹经过一段时间之后会逐渐消退干净，也就是达到了临床痊愈。不仅如此，有的病人保持临床痊愈状态可以持续很久。在我们长期随访的病人中，初次发病的病人中，大约有1/2的人，银屑病皮疹完全消退之后持续15年以上未再发生银屑病病变。我们分析，这些病人之所以能保持长时间不再发病，绝不单纯是某种药物治疗的结果，因为这些病人所接受的治疗各不相同，如果用给他们治疗的方法再去给别的病人治疗，并不能取得相同的效果。这些病人长期没有复发的原因也是极其复杂的，可能与患者的整体状态有关，这包括心态、生活规律、饮食、锻炼、体内炎症病灶等，这将是我们进一步研究的课题，希望这些患者朋友能与我们合作，为银屑病的临床防治研究做出贡献。

以我们20多年的经验告诉大家，除少数患者外，绝大多数患者可以治愈，而且部分患者可达到长期不复发的目的。特别近10年，我们采用中药治疗为主，通过调整患者的脏腑功能状态，加上心理疏导，治愈率又有提高，复发率明显降低。我们长期随访的病人中，最长的22年没有复发。但有的患者经过了多种方法治疗，病程比较长的病人，要获得长期缓解的机会就会减少。在这里要特别指出，即使长期不复发也并不是根治，因为银屑病的易感基因不去除，就很难说是根治了。目前皮疹暂时没有复发，可以认为体内的"火山"没有爆发，只是处在较长时间的稳定静止状态而已。这种认识和实践是客观的。

42. 如何减少银屑病复发的概率

银屑病的预防是指患者经过正确和安全的治疗后，避免病情又复发或加重，即延长缓解期，即使因为难以避免的诱发因素而发病，其病情经过适当调治也能尽快恢复健康。因此，预防的最终目标是提高患者的生活质量，始终使心身处于健康状态。

（1）减少复发的根据

银屑病是由基因和环境因素共同作用而诱发，不可能完全靠药物来根治。相反，过多地依赖药物治疗，反而引起机体对药物的依赖、抵抗，停药后容易形成"治疗–复发—加重—顽固–再治疗"的状态。因此，银屑病患者不依赖药物治疗是预防银屑病复发的关键。

银屑病的发生与复发受多种因素影响，上呼吸道感染、精神过度紧张、受潮着凉等，这就需要患者学会总结发病原因和诱发因素，摸索发病规律，尽可能做到病因预防。

长期临床实践和调查结果显示，简单合理的治疗后有1/2的患者可以长期处于临床痊愈状态，包括一些病情较重的红皮病型银屑病患者恢复正常后数年未见复发。

银屑病本身有自然缓解的倾向。很多患者在情绪稳定和心情愉悦的时候皮损明显减轻；在度假期间皮损不知不觉消退了；长期坚持生物反馈放松训练的患者，不仅皮损消退，而且整体状态好，生活质量高。

（2）减少复发的措施

预防的关键是保持良好的心态和生活习惯，不嗜烟酒，不熬夜，坚持适量运动等。此外，要特别注意在患病期间少用和不用免疫抑制药及皮质类固醇激素，避免内服药物影响机体的整体代谢和免疫调节功能。

患病后选择用什么样的药物来治疗银屑病，对其愈后是否复发起关键作用。当银屑病患者身上刚开始皮疹时，此时说明患者机体免疫能力失调、内分泌功能紊乱、微循环障碍致使皮肤排泄功能障碍，使体内应排泄的内毒素积聚于皮下。而常用激素、免疫抑制药来治疗虽然取得了暂时的疗效，将来再次复发会变得越治越重，最终造成病情顽固难治。有的专家指出，即使糖皮质激素的外用也要尽量避免，虽可暂时获得缓解，但极易导致抗药或反跳，滋生皮损处微生物的繁殖，反而使病程迁延不愈。

精神因素：由于长期精神紧张、忧思、郁怒等导致神经内分泌紊乱，损害机体免疫防御系统，及某些酶的代谢紊乱，以致身体对外界环境的适应性下降，从而导致银屑病发病和复发。因此，患者应尽量控制情绪，保持平静心情，保证充足的睡眠时间，必要时可服用适量镇静药。

局部感染灶是诱发银屑病的一个重要原因，尤其是感冒后并发扁桃体炎、支气管炎，需要积极治疗。扁桃体反复发炎与银屑病发作有密切关系者，也可考虑扁桃体切除术。这一点对儿童或青少年急性点滴状银屑病患者尤为重要。目前应用中医药治疗银屑病后，处方中适当加一些"清热利咽"中药，对防止扁桃体反复发炎，对控制银屑病复发很有帮助，降低了采用此手术的概率。

在银屑病的治疗中运用"生物—心理—社会—环境"的健康医学模式，去除患者紧张、焦虑、恐惧等负性情绪，以心理治疗为主，辅以药物治疗，可以收到"事半功倍"的效果。

坚持采用生物反馈放松训练和腹式呼吸训练，提高自主神经的调节功能。保证每天的睡眠时间，晚上不熬夜，晚23时之前入睡，中午午睡半小时，有利于疾病康复；饮食以素淡为好，不饮酒不抽烟，并能适度锻炼。如能做到上述几方面，银屑病复发的可能性就大大减少。

（3）重获健康靠自己

人体本身有强大的自组织调节和自修复能力，关键在于如何挖掘这种内在的潜能。古希腊著名医学家希波克拉底曾经说："并不

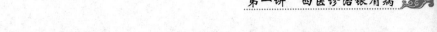

是医生治愈了疾病，而是人体自身战胜了疾病。医生的天职是尽可能地利用、帮助、激发、调动人体的这种功能，而不是去取而代之。"

因此，医生要帮助患者分析疾病的各种诱发因素，指点患者如何摆脱疾病的困扰，树立战胜疾病的信心。信心能增强免疫系统和机体的康复能力。总之，任何药物均不可能根治银屑病，预防复发的理想途径是调动和激活人体自身的潜能。

43. 银屑病患者为什么不能乱用药

纵观银屑病药物治疗的历史，我国从20世纪50年代的芥子气软膏、普鲁卡因封闭，60年代的氨蝶呤钠（白血宁）到70年代的乙亚胺，80年代的乙双吗啉，太多的药物被淘汰。当一种药物出现时，往往过多强调其有利的一面，而忽视其不利的一面，因此必须提高警惕，慎重选择用药，切不可乱用药。

在我们的日常门诊当中经常遇到一些患者由于使用皮质激素类药物不当，虽然皮损暂时性消退，但一旦停药，就容易导致病情恶化。患者也要有自我保护意识，有病不要乱投医。

尽量不要选用抗肿瘤药物。抗肿瘤药（乙双吗啉、乙亚胺、氨蝶呤钠、羟基脲等）具有抑制细胞增生和免疫性炎症的作用，因此治疗银屑病有效。但是，抗肿瘤药物在起效的同时，对机体其他正常组织细胞也有损伤作用。自20世纪50年代以来，医生曾用氨蝶呤钠、乙亚胺、乙双吗啉等治疗银屑病，用药2~3周皮疹即可大部或全部消失，见效快。但后来发现，这些药疗效虽快，停药后复发也很快，复发后病情往往较前更加严重，更加难治。非但如此，用抗肿瘤药治疗后会有严重不良反应出现，轻者会发生胃肠道反应；

重者白细胞下降，肝肾功能损伤，甚至诱发白血病或肿瘤。国内外都曾有乙双吗啉、乙亚胺、雷佐生等应用后发生白血病、鳞癌、肝癌、胃肠道肿瘤等的报道。2002年10月国家药监局已下文禁止在临床中使用乙双吗啉。据报道，仅哈尔滨一家医院就有100多人死于乙双吗啉。通过远期随访发现，用过抗肿瘤药物的患者病情发展更严重。彭永年教授的研究表明，抗肿瘤药治疗银屑病，使后期病情加重的危险性增加了3.57倍。所以使用免疫抑制药所带来的毒副作用给患者机体造成的影响远远大于银屑病本身的危害，这种得不偿失、饮鸩止渴的治疗方法，不是我们治疗银屑病的方向。

皮质激素是在20世纪50年代，模拟人体本身产生的激素化学结构而人工合成的。皮质激素能够治疗多种疾病，是人类与疾病进行斗争的有力武器。但是，它也是一把"双刃剑"，在治疗中会出现一些不良反应。笔者曾诊治过1例14岁的男性寻常型银屑病患者，该患者在某县城的诊所，注射2次康宁克通后皮疹全消，但停用之后发生了脓疱型银屑病。经住院治疗后脓疱性损害消失，并告知本病不能再用类似药物，但家长急于除根，又去注射康宁克通后再次加重，给孩子带来更大不幸。银屑病中皮质激素的应用分系统和局部治疗两个方面：系统应用不适合寻常型银屑病，虽然口服或注射可使银屑病很快消退，但一旦停药，则出现反跳、病情恶化，治疗更困难。有的甚至转变成脓疱型、红皮病型。皮质激素的局部治疗有局部外搽、封包和损害内注射三种，后两者仅适用于单个的顽固的皮损，现多已不用。局部外搽由于药品易得，使用方便、见效迅速，被广泛应用。但是使用过量后会引起与系统用药一样的不良反应。滥用激素将给患者带来严重的危害，如糖尿病、骨质疏松、胃溃疡、高血压、白内障、股骨头坏死等。欧洲国家的患者从20世纪80

年代起就开始自觉地不用外搽激素，非寻常型银屑病的发生率大大减少。

砷制剂如卡古地钠(含二钾砷酸钠)、佛莱液、亚细亚丸等是用来治疗银屑病的药物，这些药的急性不良反应包括红斑、大疱和脓疱型药疹，甚至可引起剥脱性皮炎和肝肾损害。慢性者(指长期服用后)可引起砷剂掌跖角化，甚至可发生皮肤癌。笔者曾遇到砷制剂导致剥脱性皮炎的病人，也有汞制剂导致肾衰竭的病人，还有长期服用一种"灭癣丸"达5年之久导致砷角化症，最后造成皮肤癌的案例，等等。

一旦患上银屑病，患者往往急功近利，治疗求急求快，要求根治。社会上一些江湖医生抓住患者这个心理，鼓吹"根治""包治"等夸大宣传，实际使用的药物主要是，含有砷剂、皮质类固醇激素和抗癌药物。临床上常常见到，由于滥用皮质激素引起的红皮病型银屑病、脓疱型银屑病；也常看到因为治疗银屑病的药物导致的肝炎肝损害、肾功能不全、股骨头坏死、白血病等，这样的案例令人触目惊心。不要认为，药物副作用距离您很远，不当治疗时可能药物毒副作用就在您身上发生。彭永年教授等对730例银屑病患者进行随访，结果发现80%的患者不同程度地使用过抗癌药物和免疫抑制药，像这样的报道还有许多，由于这些药物的滥用，给今后的治疗也增加了难度。

综上所述，患了银屑病，千万不要乱治、滥用药。不用迷信广告、不要相信所谓的"专家教授"、不要随意相信"秘方和偏方"等，应到正规皮肤专科医生那里寻求帮助。专业皮肤科医生会在全面了解患者的情况后，根据具体病情，最大限度地减少不良反应的发生，选择规范合理安全的治疗方案。

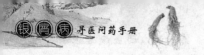

44. 银屑病广告骗人的伎俩有哪些

目前各种治疗银屑病的广告满天飞，在经济利益的驱动下，江湖游医、承包医（大多数寄生在规模较小的医院内，穿着合法的外衣，有很大的欺骗性）无所不用其极，有很多广告为吸引患者，往往夸大治疗效果，宣称所谓的"根治""永不复发""解决了世界医学难题"，采用多种"名贵中草药精制而成"，在广播电视台聘请所谓的专家进行专题讲座，并组织许多医托进行医患双方互动，以现身说法吹嘘某某药物疗效如何如何神奇，引诱不明真相的患者上当受骗。前些年有西部某医科大学制药厂为牟取暴利，将乙双吗啉改头换面，重新包装后，美其名曰"血毒清胶囊"，且在说明书上隐去其成分，通过广告大肆宣传，吹嘘能"清理血毒"，可治疗包括银屑病在内的各种类型的皮肤病，以高价推销给各种皮肤病患者，不知害苦了多少人。5年前在全国各地方电视台进行"地毯式宣传轰炸"，号称"从根本上解决了银屑病对全球医学界长达数千年的困扰"，然而，银屑敌胶囊因非法添加"松香酸"而出现致死伤人的案件，在全国一片封杀声中，也灰溜溜地在一夜之间销声匿迹。笔者就曾收治1例使用银屑敌胶囊后发生红皮病型银屑病的重症患者；还有2例患者服用某工人疗养院的自制药品后出现黄疸、药物性肝炎。在我们收治的重症银屑病患者中，大多数患者是因为听信广告后滥用药物引起的，广大患者在就医过程中，切莫乱投医，多留个心眼，千万不要跟着广告走，有关执法部门应加大医药广告市场的监督管理。还有我们仔细观察也不难发现，那些名目繁多的虚假医药广告主要有以下十种特征。

（1）软广告

个人装作是患者，写篇短文叙述自己的求医经历，例如说我是用某某人的家传秘方治疗好的，故事情节可能也是很感人、很曲折的，目的是吸引您的注意力，然后告诉您那个人的联系方法，等您"上钩"。

（2）直接性广告

例如说能百分百治愈银屑病，款到发药，无效退款，其实治疗不好也不可能给退钱的，这时他们会找一大堆的理由，说是您没有按时用药或没有忌口、还需要再治疗一段时间呀、本病恢复快慢因人而异，等等，最后他们被逼急了，还会放话给您"花钱买药，天经地义，爱上哪告就去哪告吧"。多数这样的事情都不了了之地结束了，花钱认倒霉呗。

（3）免费试治

您一试感觉有效，那就继续购药吧。这时您就得付款了。有的患者一次就邮购3个月的药，再继续服药就疗效不好了，或出现了不良反应，或不能停药，一停药皮肤病就反弹，这样的案例很多很多。

（4）夸大自己的权威性

宣传医疗机构或权威治疗方法的时候，基本上是技术领先，方法独特，包括中医医疗技术的宣传，混以很多现代科技前沿的一些名词，比如纳米技术、基因、多靶点，包括中医的双向调节等。打着"高科技""新疗法"的幌子，有的号称得过发明专利、某某大奖，自称"重大突破、国内领先"等。过分宣扬医疗技术的独创性，自创一些让人似懂非懂的新名词，忽悠患者、引诱患者前去就医。

（5）广告花样翻新

为了应对整治虚假违法医疗广告的监管，他们采取了一些新的花样，我不直接做广告，我通过讲座、讲坛、新闻咨询、健康栏目

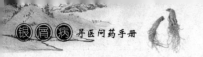

等来发布这种虚假信息，实际上是为了规避检查。有的免费配药，但说秘方不外传，但可以帮您配药物，前提您得先出药费。

（6）比较高明的骗术

骗子在网上留下地址、联系方法。如果患者去，就免费先治疗，等有效再付款，邮寄的就先付款。骗子只能骗那些汇款的钱。这些药物根本不能治疗银屑病，药费还没有路费贵，所以大多数上当的患者都是选择邮寄药物，这种心理也就成全了骗子。

（7）网聊

网聊的人会说我有治疗银屑病的秘方，治疗好无数的患者，有需要的朋友请留下QQ邮箱，一会又装患者说秘方真灵啊，我的银屑病都治好了。如果真有治疗好银屑病的秘方您还是自己留着吧，怎么也价值几百万不止啊，我们怎么能相信一会是发秘方的人一会又成患者的人呢？必要时请懂网络的朋友甄别一下。

（8）在报纸刊物上做掩护

广告做得很小、很不显眼，但是留下网址，然后是网上配合，打开网址以后，宣传是轰炸式的，有多少病、有多少专家，甚至典型的案例及前后对比的照片，这些网络上不停地出现，而且多以患者的名义、网友的名义对疗效进行肯定，进行夸张夸大的宣传，非常具有欺骗性和诱惑力。

（9）医疗广告管理办法中禁止的宣传方法

以大型、专业、权威医疗机构的名义发布广告；用医药科研单位、学术机构、医疗机构的专家、医生及患者的名义做形象证明，以机构、专家、患者现身说法，变相刊登医疗广告。很多产品都以患者亲身经历证明产品的有效性，部分广告中还经常出现解答问题的"权威专家"。但只要一核实就会发现，这些"专家"们，有些是"专职演员"。

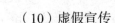

（10）虚假宣传

有些医院会把名人参加某次活动的题词用作自己的宣传，更有甚者，假造一些名人参观医院的照片。有的医院为扩大知名度，请明星或名人形象代言，或花钱赚吆喝，举办一些所谓的某某银屑病研讨会和经验交流会等，其实这里面有相当的虚假成分。对于这样的医疗宣传和广告，我们要提高警惕，这样的案例教训不少。

45.如何识别好专家、好医生

如何去选择医生，有一点要记住，一位医生初次接诊都不进行查体或者不仔细询问患者病史和既往诊疗用药经过的话，不建议找这样的医生看病。西医的望、触、叩、听，中医的望、闻、问、切是行医的根本之道，再先进的仪器检查也替代不了直接的体格检查。作为患者，要理智地面对医疗行为，理智地监督医疗行业，也要明白不是所有的疾病都能完全治愈的，特别是些慢性病，治疗需要时间、患者的配合与理解。有病不可怕，找到一位您信任的、专病专科的医生，共同管理您的生活习惯和医疗行为。

不讲空话、大话、套话，不会摆架子，不会玩玄虚，更不会吓唬病人。好医生说的是您听得懂的话，或者会想办法让您听懂。好医生写的字也是不难辨认的，让患者明白。假如银屑病患者就诊时，好医生会告诉您，您的银屑病发病可能与哪些因素有关，目前属于什么期或什么类型，如何治疗才是最好的措施，为什么不能追求速效，乱治或滥用药的危害等，好医生对这些问题一般均有清晰而仔细的回答。

言之有度、言之能懂。复杂的人体其实是可以用简单明了的语言使得普通人都可以听懂。如果一个医生夸夸其谈一大阵，用了一堆专业术语，不论他的资历多长，学历多高，都谈不上是个好医生。

有医德，为人很正派，有原则，但是也有人情味。好的医生一般不会一味地追求经济效益，更不会故弄玄虚。对于患者不合理的要求会去制止，有所治有所不治，但是在合理的限度中也会尽量满足患者的要求。好医生能满腔热情地对待患者，善于劝导患者乐观地对待生活，激发患者与银屑病拼搏斗争的意志，在治疗银屑病中感悟人生，创造生活的乐趣，体现人生的价值。

名气不一定很大，但是口碑一定很好。我们需要的不是名医，而是明医！明医就是精通医学理论，明辨病因病机的医生。这样的人，名气是靠老百姓传出来的货真价实。

就银屑病患者而言，需要明白的是：治疗银屑病的方法很多，但好医生或好专家的水平体现在根据患者的具体情况合理正确地使用这些方法，使治疗效果到达最大化，这是最重要的。

46. 银屑病患者应注意哪些事项

首先患者要理解银屑病相关的基本知识，消除顾虑，找出诱发因素，积极配合治疗；虽银屑病病因不明、顽固难治，但本病通过恰当治疗或积极预防，可达到临床治愈或长期不复发的目的。不要有病乱投医，不片面追求近期疗效，不盲目相信偏方秘方；通过整体调节、内外结合、中西并重，采用"安全、有效、经济"的治疗方法。真正的专家会为患者的长远利益考虑。患者大可不必追求所谓"快速、特效"的治疗，以免产生严重的毒副作用而严重影响身体健康。还有，近年来的很多研究都阐明了精神紧张及负性生活事件可诱发或加重银屑病。保持乐观的情绪，解除心理压力，病情有时会在不知不觉中逐渐减轻。根据我们治疗4000多例银屑病患者的经验，如果能配合以下注意事项，会促进银屑病的好转和康复。

（1）适量运动、锻炼身体

每天早晨或下午，坚持锻炼身体，增强体质，提高机体抗病能力，通过散步、慢跑、跳绳、太极拳、踢毽子，打羽毛球、乒乓球、篮球、跳舞等运动方式。运动有增加心脏功能、增加血管弹性、降低血脂含量、促进消化吸收、改善神经调节能力、调节情绪、缓解压力、提高机体抵抗力等诸多好处，运动时全身微微汗出并持续半小时，可以加强皮肤的汗腺代谢，增加皮肤的湿度，这些都有利于银屑病的康复。

（2）改变生活方式

生活要规律，劳逸结合，不熬夜，少打牌少上网，改善睡眠；心态平和，能自我排解压力，顺其自然，遇事不急不慌，减少过激的应对反应；不盲目苛求他人，经得起挫折，提高对突发事件的应变能力。因为精神创伤、紧张、激动易怒、急躁焦虑、抑郁、疲劳或睡眠不足、自卑、悲观、悲痛、学习或工作压力大影响银屑病致病基因的表达。坚强自信、心情舒畅，精神愉快、乐观对待生活和工作、坚持放松训练非常有利于疾病的康复。居住之处注意通风，温度湿度应适宜。

（3）关于饮食

避免可能诱发或加重银屑病的食物，如海鲜、各种红肉、动物脂肪，此外，某些蔬菜也尽量不食用，如芫荽、香椿、韭菜、蒜薹、尖椒、洋葱等；还有各种香辛料，如大料、花椒、胡椒、孜然、茴香、桂皮、芥末、辣椒酱等。银屑病患者应吃75%碱性食物（水果和蔬菜），但甜食不宜多吃；黄红绿黑白等颜色的食物均要适量食用，但要以清淡为主；饮食要规律，做到定时定量，切忌暴饮暴食。多饮水每天保证1.2～1.6L（不含饮料和汤），保持大便通畅。

（4）坚持腹式呼吸

选坐位或卧位，保持安静，全身放松，用腹部肌肉呼吸，长吸短呼（吸6～7秒，呼2～3秒），呼吸次数为每分钟5～6次，每日训练1～2次，每次30分钟。

（5）感染灶和其他疾病的问题

清除体内感染病灶，如鼻炎、鼻窦炎、咽喉炎、扁桃体炎、胆囊炎、妇科炎症、真菌感染、病毒感染等，积极预防感冒及上呼吸道感染，必要时做扁桃体摘除术。治疗其他同时发生的疾病，例如肥胖症、糖尿病、高脂血症等，对缓解银屑病有利。

（6）物理化学刺激

尽量避免外伤，不要文身，不染发，少接触刺激性化工产品。

（7）家庭和社会环境

呼吁患者家庭成员和全社会为银屑病患者创造良好的生活、社会交往环境。家庭和睦、夫妻感情基础良好有利于银屑病康复；对患者的充分理解是很必要的。

（8）保湿剂

冬季型患者，往往伴有皮肤干燥，通过外涂保湿因子的霜剂有利于减少本病复发，或减轻病情严重程度。

（9）戒烟戒酒

吸烟和嗜酒在诱发和加重银屑病中起一定作用。研究发现，银屑病患者吸烟、嗜酒的数量和疾病的严重程度呈正相关。

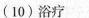

（10）浴疗

皮疹处于稳定期时，浴疗、蒸汽浴疗、水疗有利于皮疹恢复。病情处于急性期、皮疹发红明显时，宜少洗浴或不洗浴，即使洗浴，水温不宜高、时间不宜长、不宜搓澡等。

（11）药物影响

除激素和抗肿瘤类药物外，部分药物可能加重银屑病，β受体阻滞药如普萘洛尔、氧烯洛尔、普拉洛尔等；抗疟疾药如氯喹等；血管紧张素转化酶抑制药如卡托普利等，抗惊厥药卡马西平、氟西汀等；抗血脂药如辛伐他汀等；抗精神病药如碳酸锂等；非甾体类抗炎药如吲哚美辛、布洛芬、吡罗昔康、保泰松等；钙拮抗药如硝苯地平、尼莫地平等；其他还有干扰素四环素、特比萘芬等。

（12）巩固治疗：银屑病皮疹消退后，其实患者体内的免疫紊乱、微循环障碍还没有完全恢复正常，所以要建议患者巩固治疗2个月左右。在易复发季节，接受巩固治疗，对防止复发有积极意义。

47. 对银屑病患者的心理疏导如何进行

银屑病发生、发展及转归与患者个性、情感、紧张、烦恼、忧虑、抑郁等心理因素及气候、社会环境、生活方式等有密切关系，是银屑病发病和加重的重要诱发因素。许多银屑病之所以难以康复，很大程度缘自错误的观念以及因此导致的心理压力和不良情绪。多年的临床调查、基础研究已证实银屑病属于心身疾病范畴，是典型的心身性皮肤病。

心身性疾病是一组发生、发展与心理社会因素密切相关，但以躯体症状表现为主的疾病，主要特点包括：①心理社会因素在疾病的发生与发展过程中起重要作用；②表现为躯体症状，有器质性病理改变或已知的病理生理过程；③不属于躯体形式障碍。国内资料显示，在综合性医院的初诊病人中，有近1/3的患者所患的是与心理因素密切相关的躯体疾病。非精神科医生很少关注这些患者的心理因素，也很少把这些他们认为是内科的疾病与精神科相关，因此患者往往接受的是躯体治疗（药物治疗或物理治疗等），心理社会因素方面很少得到关注。

银屑病既然已被确定为心身疾病，那么心理治疗就显得十分必要了。心理治疗是用医学心理的原理和方法，通过医务人员的言语（包括语义和语音）、表情、姿势、态度和行为，或是通过相应的仪器及环境来改变患者的感觉、认识、情绪、性格、态度及行为，使患者增强信心，消除紧张情绪。心理治疗的形式可分为以下四种。

①个别治疗：重点挖掘和分析其患病的特殊诱因和加重的原因，并以此议定对策。

②集体治疗：主要采取讲座和医患交流互动的形式，提高认知水平和恢复健康的信心。

③家庭治疗：积极动员家庭成员理解、关爱、支持和鼓励患者，争取早日康复。

④社会治疗：努力营建和谐的社会环境，尊重、包容、关爱患者，使患者积极向上。

皮肤科医生应耐心听取银屑病患者叙述病情，分析拟定合理的治疗方案，使患者放松情绪，增强信心，提高依从性。

心理学研究表明，人们在落难时，最希望得到的帮助是来自曾有过与他们同样经历，却已走出了苦海的人的帮助。我们曾通过建立患者QQ群，邀请已经康复多年的患者，借助他们在网络平台上或以圆桌座谈的形式，让患者交流经验，相互开导，增强信心，调整身心状态，坚持配合治疗，最终获得不错的疗效。集体治疗模式，所有患者围着大圆桌，患者之间可以交流自己康复的经历及体会，这种形式贯彻了社会-心理-生物医学模式，实施了心理治疗的倾听、支持、保证三原则，融合了集体治疗、心理疏导、示范疗法、情境疗法、认知疗法、交友疗法的精髓，对银屑病康复与治疗非常有利，这已成为我们与患者携手应对银屑病的重要法宝之一。

通过一般性心理治疗，使病人增强安全感，减少焦虑，克服消极悲观情绪，达到治疗或协助治疗目的。细致耐心的解释是心理治疗的最基本的方法，久病患者易产生紧张情绪，缺乏治疗信心，不配合治疗。所以医务人员及时地向病人解释，讲明所患疾病的特点、性质，使其树立信心，配合治疗，是非常重要的。对病人进行积极正面的鼓励和安慰，以平和的心态来对待这一慢性病，尤其是病人情绪低落、悲观失望、缺乏自信时，对这类病人积极关心，鼓励安慰，使病人振作精神，建立信心，提高自身同疾病做斗争的能力。其实，绝大多数银屑病可治可防，不要被暂时的痛苦所累。

此外，可因人而异采用生物反馈放松训练和腹式呼吸训练等的行为疗法，可增强患者自主神经调节功能、内分泌和免疫调节功能。

48. 生物反馈疗法对银屑病防治有何作用

生物反馈疗法是利用现代生理科学仪器，通过人体内生理或病理信息的自身反馈，使患者经过特殊训练后，进行有意识的"意念"控制和心理训练，从而恢复身心健康的新型心理治疗方法。由于此疗法训练目的明确、直观有效、指标精确，治疗过程中无任何痛苦和不良反应，逐渐受到患者欢迎。

生物反馈疗法本质上是一种有意识的放松训练疗法。利用电子仪器提取与病人心理生理过程有关的生物信息（如肌电、皮温、心率、血压、脑电等），然后以视觉或听觉的方式显示给病人（即信息反馈），使病人学会有意识地控制自身的心理生理活动，使全身躯体和精神处于放松状态，从而可达到调整机体生理功能和生化代谢，改善内分泌和免疫调节功能。

对于银屑病，常采用小型肌电生物反馈仪（空军航空医学研究所研制）进行治疗，患者在训练时的心理生理放松程度可通过肌电信号的强弱显示，一般以3～5μV为理想的肌电放松值，每日训练1次，每次30分钟。经过多次训练后，病人学会在没有反馈仪的帮助下，也能运用放松技术来得心应手地处理所遇到的各种事件，完全适应日常生活的状态，可以使病人完全自觉地运用放松技术，这就达到了治疗的目的了。经过1～3个月后患者的精神状态和自主神经调节功能均有明显改善，银屑病皮损也随之减退，甚至痊愈。

除银屑病外，生物反馈疗法主要适用于睡眠障碍、各类神经症（伴紧张、焦虑、恐惧）、心因性精神障碍、紧张性头痛、血管性头痛、支气管哮喘、消化性溃疡、高血压、腰背痛、儿童多动症、类风湿关节炎、痛经、内分泌失调、性功能障碍等。

使用生物反馈疗法应注意：①治疗的主要目的是让躯体肌肉及精神状态放松，即任其自然。解除患者习以为常的警觉过度与反应过度的身心状态。②要求处于此时此地的心理状态，既不对过去念念不忘，也不对将来忧心忡忡，不要把思维集中在解决任何现实性问题上，而应无任何意志地自由飘浮。③松弛状态下可能出现一些暂时性的躯体感觉，如四肢沉重感、刺痛感、精神不振、飘浮感等，应事先告知患者，以免引起患者不必要的恐慌和焦虑。

49. 腹式呼吸对治疗银屑病有什么帮助

腹式呼吸是中国传统养生学中的呼吸训练方法，也称为调息训练。是一种有意识的，深慢而有节律的腹部呼吸模式。深而慢的腹式呼吸训练可使横膈肌上下移动幅度增大，提高副交感神经张力，可以帮助人体放松，从而增强自主神经调节能力，促使机体向和谐、健康的方向发展，有祛病延年的作用。国内皮肤病专家杨雪琴教授认为腹式呼吸训练可能通过提高银屑病患者的自主神经的调节能力，达到预防和治疗银屑病的目的。目前本方法可以作为一种治疗银屑病的辅助方法。

初次进行腹式呼吸前先静坐30分钟，平静自然呼吸，将注意力集中在一呼一吸之间。平躺在床上或坐在舒适的椅子上，尽量不思考问题，排除杂念。然后在反馈型腹式呼吸仪指导下进行30分钟规范化腹式呼吸训练，即用鼻腔吸气，收缩腹部肌肉，进行短吸长呼（即鼓肚子吸气3～4秒，缩腹呼气6～7秒）方式。学会后可在家里，不用仪器的情况下坚持每日两次训练，每次20～30分钟。一旦掌握，可灵活使用，随时随地进行。反复训练后，患者的血氧饱和度增加、心率和血压有所下降和稳定，心率变异性提高，即自主神经调节功能提高，银屑病皮损有不同程度的好转，甚至痊愈。

腹式呼吸的关键是：无论是吸还是呼都要尽量达到"极限"量，即吸到不能再吸，呼到不能再呼为度；同理，腹部也要相应收缩与胀大到极点，如果有意念将每口气直送达下丹田则更好。下丹田其

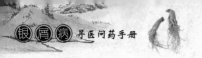

实就是气海穴，气海穴位于人体下腹部，直线连结肚脐与耻骨上方，将其分为10等份，从肚脐向下3/10的位置，即气海穴。

50. 国外治疗银屑病有优势吗

本书前面介绍的西医治疗银屑病的各种方法，如系统治疗药物、外用治疗药物、物理治疗等，这基本上就涵盖了国外现阶段治疗银屑病的方法。国内的中华医学会皮肤病学分会银屑病学组制定《银屑病诊疗指南》与美国或欧洲制定的《银屑病治疗指南》的内容基本一致，也就是说我们国内的西医治疗方法与国外基本是同步的。

近年来，欧美国家的皮肤科医生有时会用肿瘤坏死因子α（TNF-α）的生物制剂治疗中、重度银屑病关节炎或传统药物治疗效果不佳的银屑病关节炎患者。就花费而言，平均每月的费用在6000～10 000元人民币。进口产品略比国产药贵一些。生物制剂的注射方法，因品种不同而有差异，多数要求皮下注射，个别药物需要在医院静脉滴注。但此类药在上市后，通过对大量患者监测中，发现有各类继发的危险，包括原结核病的播散、加重心功能不全、超敏反应、神经损害和恶性肿瘤。另外，体质特别虚弱的患者以及合并感染的患者，不宜应用生物制剂。乙肝病毒携带者和结核病隐性感染者，在应用生物制剂时，需要特别慎重。这些新的生物制剂仍是非特异性的，银屑病的细胞免疫紊乱可能是其发病的一个环节，但仅针对其环节中的一个靶位或几个靶位进行治疗，对细胞因子或整个免疫网络的影响还不很明确，特别是远期疗效尚难预料，值得进一步论证。对此，我们建议"一停、二看、三通过"，继续长期观察，追踪结果，再下定论，决定是否采用。

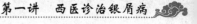

51. 美国医生曾倡导的银屑病自然疗法是什么

1991年美国John Pegano教授出版《治愈银屑病——自然疗法》一书问世。并于2001年6月在旧金山世界银屑病大会上，作者报告了该书用摄生法治疗银屑病的研究结果，得到了大会专家们的很高评价。Pegano教授强调患者"自己治疗自己"的重要性，如合理饮食、不吸烟饮酒、坚持锻炼、坚定信心、重视友谊、小心用药等养生之道，这对患者是有益的。当然国外的生活条件、饮食习惯与我国不同，但Pegano假说所倡导的治疗原则值得我们思考。

Pegano教授在书中详细分析了发生银屑病的假说——肠道功能紊乱，即"不能密封的肠道病"。肠道细胞间或细胞本身有缺陷，有过大的间隙，不能有效地完成屏障功能，使没有消化的蛋白、脂肪、肠道细菌及其代谢产物进入血液和淋巴系统。虽然一些研究（乳果糖/甘露醇试验）表明银屑病患者肠道的通透性明显高于正常（1.5～2倍），但此假说尚未充分证实。Pegano教授强调，一些物质的存在对一般人不一定有害，但对银屑病患者则是灾难性的，他称这些物质是患者的"毒素"。患者不能及时排出"毒素"、不适宜的饮食、脊柱移位、负面情绪和遗传背景可能是肠道屏障功能紊乱的前提。

Pegano教授提出自然疗法的基本目的是，要去除体内蓄积的"毒素"和阻止新的"毒素"进入体内。他推荐从苹果、葡萄和柑橘，3天单一水果食谱或5天多种水果的食谱开始机体的净化程序。每种食谱应伴随每日大肠的净化方法（结肠疗法或灌肠）。最好按照Pegano教授的食谱，除了吃液体食物（汤、煮水果和茶）外每日饮1.2～1.6L清洁水。在每天没有1～2次大便时，建议增加水果和蔬

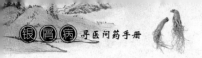

菜量，包括橄榄油和富含纤维素的食物。必要时服用蔬菜水果的缓泻剂，帮助除去小肠中滞留的食糜，促进胃肠道及时排空。通过的时间（从进食到排出没有消化的食物残渣）不应超过24～36小时，否则肠道中的滞留物由于肠壁屏障功能紊乱而促进"毒素"的形成和增加而进入血液。

除户外有氧运动外，还要求患者对饮食严格限制，如烟酒和刺激性、煎炸、油腻、盐腌的食物、肉类（牛羊肉和禽类肉）、甲壳类等。书中引用了"不必要的食物"概念，包括汽水、糖果和点心、油煎土豆片和意大利烘馅饼等。认为这些食物有害，特别对银屑病患者。建议银屑病、银屑病性关节炎和湿疹患者应吃75%碱性食物，只吃25%酸性食物。

此外，建议患者树立正确的心态，强调情绪的重要性，保持乐观的心态，相信正面结果，保持耐心是成功治愈这种慢性病所必需的。还强调已康复患者与现症患者之间交流的重要性，特别要考虑患者朋友和亲人的作用，他们的怀疑会对患者的康复信心造成负面影响；相反，他们的支持能加快患者康复的进程。重视患者自我暗示机制的作用，提出一些能经常重复和帮助相信自己能坚持遵守生活制度的必要语句，在心目中考虑消除银屑病，不要认为它是不治之症，内心的强大有助于战胜银屑病。

作者书中包含对银屑病患者多年实践验证严格的治疗建议内容，能使我们了解20多年美国人成功应用的银屑病疗法。

52. 现代医学模式对银屑病研究有什么启发和意义

20年前，英国皮肤病专家Fry为纪念《英国皮肤科杂志》创刊

100周年，在撰文中提到："100年前第一篇关于银屑病的报告认为，银屑病不仅能治，而且可以治愈。可惜过去100年的时间证明，可治愈的看法不正确；希望在今后的 100 年内能解决这个问题"。医学的发展需要时间，对于皮肤科工作者来说，解决银屑病的问题可谓任重而道远。然而，科学地分析银屑病的现状和所存在的现实问题，抓住阶段性的研究重点、不断地推进认识进程，则有可能缩短解决银屑病的时间。

　　传统的生物医学模式是以生物的观点，认定人就是生物个体，认为疾病是一种生物过程。20世纪中叶，人类非常成功地抗击了部分细菌感染，使得当时危害健康最甚的结核、肺炎、肠伤寒病等都得到有效控制。生物医学还认为，身体内的十大系统（或十一大系统）通过积木一样堆积起来的，虽有内在联系，但不过是线性的联系。医生能做的，就是跟修机器一样，某个地方坏了就修一修。因此，医学越来越向纵深发展，就越来越局限化、微观化。生物医学模式的产生和发展，从历史的角度来看，是一个巨大的进步，在现代医学中仍然起着一定作用，但在改善患者的健康中，药物所发挥的作用已不再像过去对传染病或感染性疾病那么明显。今天，绝大多数医生都是受主流的生物医学模式熏陶成长起来的。由于社会的发展，人类的进步，许多疾病单凭生物学手段难以理解，或对抗性的方法难以解决。传统的医学模式侧重于从皮肤到全身的生化、免疫、遗传及分子生物的检测，却忽略了心理及社会因素对疾病的影响。单纯生物医学模式，尽管在临床诊治方法上有了很大改进，但仅仅关注于促使银屑病患者皮损的完全消退，并以此为目的发展出了形形色色的治疗方法，包括皮质类固醇激素、抗癌药和免疫抑制药和含有汞、砷化物等成分的所谓"家传秘方"，甚至新近发明的昂贵的生物制剂都被用来治疗银屑病。这些药物虽然能使一些患者使用后短期内皮损明显好转，但常有严重的毒副反应出现、增加患者的经济负担，而且停药后很快复发，并使远期病情更趋严重、治疗更加困难。实践证明到目前为止仍没有根治银屑病的方法。这就像本书前面介绍发病原因时提到的，身体"内乱"的根源未除（银屑病发作的土壤条件未变），用药只是平息了暂时的"暴乱"（皮疹发作），过一段时间后还会再次"暴乱"（皮疹复发）。

1992年美国的Daniel Callahan院士指出，存在于医学界的种种矛盾和危机，其根源在于对"医学目的"认识不正确，要在世界范围内重新讨论医学的根本目的。重新认识医学的目的，完全不同于以往乃至目前只注重疾病本身和偏重于治疗的观念。应该用新的概念来衡量一切医学研究和一切临床实践，当然，也应该用这些概念来反思和审视银屑病当前的研究与防治工作，以开拓防治研究的新思路。

之所以要重新认识医学目的，是因为20世纪40年代以来，随着医学科学的进步，消灭了天花，基本上控制了烈性传染病，使人们产生了错觉，认为只要科技进步，加大投入，就能消除任何疾病。但事实并非如此，由于社会大工业生产和市场经济的影响，出现了环境污染、竞争激烈、生活节奏加快、人际关系紧张等一系列问题，尽管医学科技在飞速发展，医疗费用越来越多，医院越办越大，但诸如高血压、冠心病、糖尿病、各种肿瘤等疾病非但没有减少，而且明显增多。这说明仅以科技为中心的医疗投入并不能很好地解决人类战胜疾病的问题。对于银屑病来说亦是如此。随着人们生活水平的提高、医疗条件的改善及医药费用的投入增加，用于银屑病病因研究方面的经费逐年增多，新的治疗药物不断上市，随之而来的是患者用于治疗的费用大幅度增加。然而，银屑病的患病率却有增无减，近年来报道的红皮病型、脓疱型银屑病患者的例数和论文数也较以往明显增多。这表明我国的银屑病没有得到控制，过去对银屑病医疗及科研投入，从总体上来看尚不成功，值得反思。

医学的发展方向，已经逐渐由单纯的"生物医学模式"向"生物-心理-社会医学模式"转变。长期以来，银屑病研究和治疗多侧重于生物医学模式。对皮肤到全身的多系统进行了生化、免疫、遗传及分子生物学等多方面的研究，基础研究取得了长足进步，在药物治疗方面也积累了很多宝贵经验，但距"生物-心理-社会医学模式"的要求尚有不小差距。

从生物、心理、社会三方面的因素结合起来进行银屑病的防治，注重心理和环境因素对银屑病发生发展的作用，这就是近年来人们探讨的新的现代医学模式。现代医学科学发展要求把人作为一个整体来加以认识和对待，在广泛的联系上研究健康与疾病及其转化过程中与社会-心理因素的关系，研究疾病从自然到社会，从个体到群体，从生理到心理的防治办法。银屑病的发病及其病情波动与心理压力和精神创伤及社会环境密切相关，这在大量临床实践中已得到证实。银屑病属于心身疾病的观点也逐渐被认可。大量事实和研究证明，银屑病是多因素、多基因的遗传性疾病，其表皮增殖和角化成熟的控制系统处于不稳定状态，基因的表达受内外环境的影响，使得体内代谢失衡及免疫功能紊乱。精神紧张、心理因素、社会压力等外环境因素改变，影响内环境，而使得具有银屑病遗传基础的患者发病。用现代医学模式的观点建立起来的新的治疗尝试，已取得了喜人的效果，医生、患者、患者家属以及社会各有关方面共同参加，形成共同防治银屑病的良好的社会环境。尤其是许多社会心理因素密切相关的心身疾病的诊治，如银屑病的治疗，通过全面考虑患者的社会背景和心理特征，进行社会心理治疗，同时配合药物合理治疗，帮助患者制定松弛生活的计划，有利于患者自我调节神经功能的恢复，以期收到更好的疗效。可喜的是，皮肤科学界已经有人用现代医学模式对银屑病的防治进行了探索，如杨雪琴教授等采用健康教育、心理谈话、心理学检查、生物反馈训练等方法，因人施治，取得了较好效果。

53. 我们对银屑病有什么认识

虽然对银屑病发病机制的科学研究已有近百年的历史，然而，由于认识方法局限于生物学细节，缺乏整体思维的引领，那些研究成果高度碎片化，虽在局部细节（细胞因子水平）研究很深入，各个方面似乎都有比较明确的进展，但总体认识仍支离破碎，难以在短时间内形成大致清晰的框架。

从发病机制看，西医学认为银屑病的发病原因和机制极为复杂，诸多因素交织成网，网络之间的相互作用也极其复杂，如何才能抓住网络之纲领而不是网络的局部，特别是因果关系，这是病因和发病机制研究的重点和难点。本书前半部分介绍的发病原因和诱发因素，可以说只是银屑病发病原因中已知因素。到目前为止，西医尚没有从根本上把握银屑病的真正病因。

从治疗角度看，目前，西医皮肤科医生通常采取的主要是针对皮损的治疗，用的是控制皮损的局部炎症反应、抑制表皮细胞过快增生或脱落的一系列方法，本书有关治疗方面的内容也有详细介绍，包括系统用药、局部用药及物理治疗等。这些方法在临床上有明确

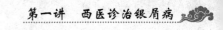

的效果，也符合现代医学对银屑病的研究结论。既然原理上能说得过去，治疗也有效，但临床实际中又为什么长期效果很差呢？为什么治愈后复发概率又很高呢？又有很多患者还越治越重呢？应该值得我们思考反省。

以我们的长期研究，认识到：西医对银屑病的研究还只是限制在症状（皮疹）的范畴，看得见的皮损表现是症状，病理表现也是症状，病理检查让我们看到肉眼看不到的细胞的变化，也是属于症状的范畴。在治疗中，是根据皮疹局部病理变化所揭示的病理生理变化，采取相应的具有针对性的方法，说到底也是对症治疗。当然，西医现在所倡导的心理治疗是值得更多的临床医生借鉴、运用和实践的，并且还要继续发展提高。从某种意义上讲，心理治疗也可以说是整体治疗的一个方面。

银屑病是慢性病，即便是急性发展阶段，一般不会威胁生命。中医讲"缓则治其本"，这个"本"就是已知病因背后的原因，为什么感染灶会加重或诱发银屑病？为什么辛辣食物会刺激加重皮疹？疾病导致的情绪紧张、心烦失眠，其背后是否还有原因？这些都是病因和发病机制深层次的问题，也就是中医讲的病机，而西医对银屑病的病机没有明确的认识，所以也就不能采取相应的治疗措施。

而中医有很大的优势，中医的精髓就是整体观念和辨证施治。中医是通过望闻问切四诊看身体内部和外部的状况，中医从整体去把握一个患者的疾病状态，以身体为一个整体，还要结合自然界四季阴阳升降等状况，来综合判断疾病的发生机制和病情，这是病机的范畴，是"本"的范畴。根据"虚则补之、实则泻之，热者寒之，寒者热之"等治疗原则，通过中药的清凉温补的偏性来纠正人体的寒热虚实之偏性，最终达到阴阳平衡、气血调和，疾病自然消退。

89

实践证明，多数银屑病患者经过中医治疗后，可以做到不复发或复发明显减少。我们多年的经验告诉大家，轻症的银屑病可以用西医治疗，但如果是顽固性或反复发作的银屑病，建议中医治疗，中医可以治疗银屑病，更是调整体质减少复发概率，可谓"标本兼治"。我们常对患者说，如果身体仅仅是患了一种疾病，病因比较单一，矛盾比较单一，此时治疗相对比较容易；如果患者除了银屑病之外，还伴有其他不适或疾病，如常头晕心慌、易反复感冒、易疲倦劳累、消化不好、排便问题、手足冰冷、痛经或妇科病等，这样的话，就不是单纯一个矛盾了（有时仅仅用治疗银屑病的药物效果就不好），矛盾之间是相互联系的，这些因素的相互影响使得银屑病顽固难治，因为人是一个整体，身体各系统之间的和谐稳定状态有利于疾病的恢复，反之就治疗较为困难。临床上难治的银屑病都与此有关，只是患者不知道其中的联系而已。中医多靶点多系统调节，解决这样的复杂的医学难题有优势，应该提倡。

中西医结合治疗银屑病也有明显优势。中医讲究整体观念，围绕望、闻、问、切进行辨证施治，属于"治本"的范畴；西医的药物及物理治疗等手段，作用靶点清楚，起效快，疗程短，能较快缓解症状。中、西医各有所长，从某种程度上发挥着彼此不可替代的作用，中西医结合可起到将两种治疗效应相叠加的作用，具有其独到的优势。

治疗银屑病要调动两个积极性，即医生的积极性和患者的积极性。对患者进行科学规范系统的指导，明确告知患者银屑病是一种良性的皮肤病，千万不要用有害的方法治疗。本书里多次谈到这个问题，一定要引起各位患者的重视。使用免疫抑制药及抗肿瘤药，不仅危害健康，还会导致机体免疫自稳态的改变，使今后的治疗难度增加。对各型银屑病的治疗宜简单、安全、有效。既要考虑近期疗效，更要考虑远期效果和药物的不良反应。从银屑病是反复发作的终身疾病这一长远观点出发，应慎用或不用抗肿瘤和激素类药物。对银屑病不治疗比乱治疗好，慢慢治比快速治疗好。银屑病犹如一座寂静的火山，倘若治疗不当，触发同形反应的扳机，火山就会喷涌而出。中药治疗银屑病有悠久的历史，效果显著，能延长疾病缓解时间，且无毒副作用，是值得推广的绿色疗法。

对于银屑病，我们临床医生不仅着眼于皮肤，还要着眼于全身各系统。没有内乱，不得外患。银屑病虽形于外，而实发于内。治疗应以改善机体的内外环境为宗旨，采用包括心理、药物、食物、理疗、康复等综合措施，整体调理，提高机体固有的防病治病能力，使皮损趋于稳定，继而逆转消退并持久缓解。在改变生活方式方面，重温古人的训诫，如《寿世保元》归纳养生要点时强调："薄滋味、省思虑、节嗜欲、戒喜怒、惜元气、简言语、轻得失、破忧沮、除妄想、远好恶、收视听。"短短的几十个字，言简意赅，是告诫世人的金玉良言。

心态好坏是银屑病康复的分水岭。俗话说"心态决定性格，性格决定命运"，在治疗银屑病领域，可以说有时是心态决定着康复的成功与否。我们不是精神万能论者，但却充分意识到精神心理因素对银屑病康复的极其重要的作用。这主要有以下几个原因：精神心理可明显影响神经、内分泌与免疫机制，这正是我们人体赖以生存的内环境的主要因素。紊乱的神经、内分泌及免疫机制，促进了银屑病发生、发展与恶化；而协调有序的神经、内分泌与免疫机制，则有助于阻抑银屑病的发展，有助于疾病康复；还有，多数银屑病是慢性病，需要漫长的治疗过程。在这一过程中，没有良好的心态支撑，即便是天天吃着药、搽着药，疗效也会大打折扣的。

　　此外还要明白，每位患者是单独的个体，而教科书中介绍的方法大多为群体化方案，"尽信书则不如无书"，书中所描述的主要为共性，主要的诊病规律，只有在实践中不断充实，以实践指导理论升华，根据不同个体进行个体化治疗，才能不断提高疗效。要知道：对他人银屑病治疗有效的药物或方法，不一定适合您用，关键在于辨证及个体化治疗。我们还常说，有时银屑病患者之间没有可比性，病情不同、身心状态不同，治疗用药也是不同的。还是那句话，银屑病宁可不治，也不要乱治。

　　还有，我们近期的体悟：银屑病可能是身体代谢异常或免疫异常的一种另类代偿反应。它的发病一般并没有对患者的身体造成严重毁灭性的打击（值得庆幸，毕竟没有患上癌症），只是皮肤外观上的不雅，尽管有时也有瘙痒、脱屑令你痛苦难堪。从这个意义上讲，它是一个信号，提醒你要注意自己的生活方式，并适度做好调整，以达到恢复健康的目的。要相信人体有超想象力的智慧——自我康复的本能。生物体数十万年的进化中，在对周围环境的适应中，逐渐进化出了诸多超乎想象的智慧。20世纪40年代美国著名生理学家编写的书《躯体的智慧》影响了几代人，他发现人体内充满着智慧，特别是在研究神经内分泌系统后，他惊讶万分：鬼斧神工般的精致与微妙，机体内在的自我调控能力与修复能力，远在人的想象力之上。这说明什么？我们应该停下来好好领悟一下机体的智慧，透过银屑病的发病倾听一下身体的信号，了解一下内心发出的声音。生命的智慧至少体现在，身体若出现了小的故障，它会主动发出讯息，或有些蛛丝马迹，向主体求救。问题在于当事主体是否尊重生命，是否善于静心地体悟，会不会遵循这些讯息做好调整，改变自我行为。供各位读者思考。

第二讲
中医诊治银屑病

1. 中医药为什么能治病

我国是一个伟大的文明古国，有着源远流长的文化历史。在长期与疾病做斗争中所形成的中医理论是我国文化的重要组成部分。中医是我们祖宗传下的宝贝，也是一个伟大的宝库，它作为一种自然疗法，随着时代的发展，越来越显示出其强大的生命力，并在世界上广为传播。但自从西医在我国医疗事业中取得主导地位以后，中医越来越被忽视。患者往往首先求治于西医，治疗无效后才找中医碰碰运气。其实，对许多病的诊断治疗，中医的方法更准确有效，甚至许多被西医定为疑难绝症的疾病，中医如果能辨证准确、用药恰当，都会达到令人满意的疗效。但中医真正的治病原理，却很难被现代社会中的人们所理解。中医中药需要我们去正确使用、发掘和提高。传统的中医理论是解释生理、病理及指导疾病防治和养生的独特的医学体系，要掌握并运用它并非易事。本书作为科普读物只能做简单介绍。

中医学认为，维持人体健康有赖于阴阳平衡和协调，气血的调和，脏腑功能的正常运行以及经脉的畅通，如果在这些环节中出现了问题就会产生疾病。有哪些因素可以影响到这些环节呢？中医认为，诸如内因的喜、怒、忧、思、悲、恐、惊七情的变化，外因的风、寒、暑、湿、燥、火六淫侵袭都是致病因素。在这里需要说明的是，中医理论中的气血，并非指气体和血液。这里所说的风，也并非指气体流动时所产生的风。它们在中医理论中都具有独特的含义，是用来解释疾病现象和指导治疗的概念。例如根据疾病的表现被判定为血热所致，那么治疗时就应该采用清热凉血的原则了。基于这样的理论，中医学认为银屑病之所以在皮肤上产生红色丘疹或斑块，并有层层银白色鳞屑的病变，是血分发生了问题。血分有热而发生红斑，血虚或血燥不能荣养肌肤而使皮肤干燥，产生鳞屑。有的是因为血瘀，血行不畅而产生银屑病病变。所以治疗时有的要用清热凉血的方法，有的要用滋阴养血润燥的方法，有的则需要用活血化瘀的方法。如果是因情志变化，如大怒伤肝或精神抑郁引起气血郁滞而导致银屑病的发生，那么就需要采用疏肝理气解郁的方法了。

《内经·灵枢》里说"故远者，司外揣内；近者，司内揣外"，意思是说，高明的人可以通过事物的外部表征看透事物本质。"有诸内，必形诸外"，就是可以通过人体外部的变化诊断出人体内部的疾病。街头小贩选瓜一看、二拍、三听，中医看病一望、二闻、三问、四切，行业虽然不同，但道理却相似。

那中医治病的原理又是怎么回事呢？大家都知道，木头是可以种蘑菇的，只要它是木头。如果是钢铁的话，它只能生锈。木头可以长蘑菇，但是不是所有的木头全长蘑菇呢？木头只有在一个特定的环境下，它才能长出蘑菇来。人体的某个地方长了一个东西，就像木头上长了蘑菇，怎么办？只有两种办法，一种办法是摘掉蘑菇。它长出来，你把它摘了，这种摘掉蘑菇的方法是不是方法呢？确实是一种有效的方法，但是我们认为它不是根本的办法，因为它既然是木头，在一个环境下，它就会长蘑菇，如果这个环境不变，你摘掉这个蘑菇，另外的蘑菇肯定还会再长出来，只有木头不再是木头的时候，蘑菇才会消失。另外还有一种办法，我给你吃了三个月的中药，实际上起到什么作用？我没有去摘这个蘑菇，我改变了这个蘑菇能够生长的环境，好比把一个长了蘑菇的木头放到伊拉克的沙漠里，你看它还长吗？它肯定长了也会缩回去。我给你吃三个月的中药，我没有用手术的办法，用中药的药性，改变了你的内环境，依然是用中药的偏性纠正了人体的偏性，把你能够长蘑菇的环境调整过来了，那个蘑菇不就不长了，长了也会消去的。这个例子不是很恰当，但在一定程度上能说明中医治疗疾病的道理。

谈起中医中药，我们大部分人都知道，它是中国传统医学，至少已经有两千多年的历史了。没有现代化的提取设备，只是从山里田间采集一些草根树皮，煎汤喝了就能治病，不懂中医的人觉得十分神奇。那么，中医是如何让这些草根树皮产生治疗效果的呢？

我们知道，世界上有成千上万种生物，这些生物构成了一个生命圈子。相生相克，维持着生命的平衡发展。各种生物都有其生命的循环，人类也属于生物中的一种，也当然有与其他生物一样的生命循环规律。所以说，地球上的生物圈其实就是互生互克的一个大循环，因为凡物皆有其偏性，有其偏，就有其有余与不足，于是造就了生命圈的稳定协调发展。而中医学就是这个生物圈中维护人的生命的最自然的医学体系。中医凭什么治病？就凭着生物圈的多样性，因为凡物皆有其偏性。

人生病了，就是体内的阴阳气血经络平衡被打破，产生了偏颇。所谓生病，其实就是出偏，而治病就是纠偏。大偏产生大病，要大纠；

小偏产生小病，要小纠。用什么来纠偏？用中药，尤其是草根树皮等这些东西，因为它们有各自的偏性。以中药之偏来纠正人生命之偏，就是治病之道。现在的问题是，如何知道生病之偏是偏在何处呢？这就需要中医的辨证了。

中医讲辨证施治。什么意思？就是根据疾病表现出来的症状与体征来分析综合，从而总结出一个证候来，而这个证候就是疾病的本质（也可以认为是当下疾病的病机）。然后，根据其证候来处方用药治疗。如果能精确地辨证施治，临床效果会特别好，往往是一剂知，二剂已。医圣张仲景就有这样的本事，你看他写的《伤寒杂病论》，就知道治疗效果是如何神奇了。后世中医治疗效果差，不是中医本身差，是没有学到医圣的本事。

中药是什么？什么东西才能当中药？可能很多人都不理解中药，认为只有在药房里摆着的，透着奇怪的味道的那些草根树皮等才是中药。其实，世界上的万事万物都有其偏性，也都能因其自身的偏性而纠正人体疾病之偏性。因此，大自然中的任何东西都是药。不但各种植物是药，各种生物也是药，甚至于各种矿物也都是药。世界上没有哪一种东西不能作药来用。强调一遍，正是大自然的生物多样性让我们的疾病有了康复的保证。

每种生物都是一个生命体，因其生长地域和环境的不同而产生不同的偏性，且各种生物本身也有其特殊的偏性。如黄芪性温而补气利水，而芍药性寒而收敛元气，是植物各自的偏性。石膏甘寒清热，灶心土辛温止血，是矿物各自的偏性。麝香辛温开窍启闭，五灵脂甘温活血祛瘀，是动物中药的偏性，如此等等，皆可以其偏而治疗人体疾病之偏。

从这个意义上来说，所谓中药，就是自然界的万物。中医永远离不开自然界，所以说中医是最自然的，其治疗原理符合自然的变化规律，并且最贴近大自然的一门医学。中医中药能治病，这是大自然恩赐给我们人类的一份宝贵的财富，它完全不同于西医西药。如果任意地破坏大自然，世界上每消失一个物种，也就意味着人类可能会永远失去治疗某种疾病的一种特效药物。等自然界的生物消灭得差不多了，人类也就活不长了。人类要想永远生存在这个世界上，就离不开大自然，离不开中医中药。

2. 有些皮肤病是由于脏腑功能紊乱造成的

中医把人体的内脏、各体表组织器官看成是一个有机的整体，彼此之间是互相联系的、不可分割的，同时认为，中医所处的四时气候、周围环境等因素，对人体生理病理都有不同程度的影响。这些，在中医的辨证里面，都要一一加以考量，进行思考，得出一个结论，这样既强调了人体内部的统一性，又重视人体与外界环境的统一性。抓住了这种整体性，对于解决临床问题有重要的意义。

就皮肤病来说，有些皮肤病仅为皮肤方面的疾病，并不涉及机体内部脏腑的功能，或者说就是单纯的皮肤疾病，与脏腑功能无关。但中医常讲"有诸内，必形诸外"，局部的皮损表现，尤其是那些顽固难治、持久不愈的皮肤病，往往可能是内在的脏腑器官组织功能失调的外部表现，或者说两者之间是互相联系、彼此影响的。所以，在中医的辨证论治过程中，绝对不能"见皮治皮"，眼里面只有皮损，更不能仅仅以局部的皮损来代替整体。脾虚湿盛引起的慢性湿疹长时间不愈；肝郁化火导致银屑病慢性反复发作；肾阳虚导致皮肤血管炎经久不愈，肺胃热盛导致痤疮脓疱此起彼伏等，这样的案例临床上非常常见。银屑病也是如此，不能单纯地把银屑病作为一种皮肤方面的疾病，而是应该把银屑病放到整体状态中去辨证把握，不仅是脏腑方面，还要包括经络、气血方面一同考虑进去，这样辨证才能更为贴切，效果才会理想。

从以上的观点来看，中医对治疗皮肤病有独特见解，这与西医的理论观点是不同的。

3. 中医如何认识银屑病

中医学对银屑病的研究历史悠久，中医文献中相当于银屑病的病名很多，如干癣、蛇虱、白疕、松皮癣等。国家中医药管理局规范统一中医病名为"白疕"。白疕一词最早见于明代王肯堂《证治准绳》，清代祁坤《外科大成》明确提出白疕这一病名，并描述了其皮肤症状。疕，《说文解字》谓："头疡也"。银屑病最难治、最顽固的就是头皮皮损，可见古代医生对本病的认识是很深刻的。现代著名皮科专家赵炳南对"疕"解释为："是病字头加上一个匕首的匕，如同匕首刺入皮肤一样，以形容其病情的顽固性"。

中医学对本病病因病机的认识及辨证治疗有一个逐渐丰富的过程。明代以前认为本病病因以外因为主，多认为与风、寒、湿、热、燥、毒有关，如隋朝《诸病源候论·干癣候》曰："干癣，但有匡郭，皮枯索痒，搔之白屑出是也"。其症状与银屑病较为相似，首先提出了干癣的病因病机："皆是风湿邪气客于腠理，复值寒湿，与血气相搏所生"。明代以后，认为本病为内因外因共同致病，内因与血燥、血虚有关。如明《外科正宗》提出风癣、湿癣、顽癣、牛皮癣等"皆

血燥风毒客于脾肺二经"。清《外科大成》提出白疕："白疕，肤如
疹疥，色白而痒，搔起白皮，俗呼蛇风""由风邪客于皮肤，血燥
不能荣养所致"。清《外科证治全书》对其描写较为细致，"白疕，
一名疕风。皮肤燥痒，起如疹疥而色白，搔之屑起，渐至肢体枯燥
坼裂，血出痛楚，十指间皮厚而莫能搔痒"，指出白疕"因岁金太过，
至秋深燥金用事，乃得此证。多患于血虚体瘦之人"，治疗上注重
祛风、润燥、养血。《医宗金鉴·外科心法》曰："白疕之形如疹疥，
色白而痒多不快，固有风邪客皮肤，亦有血燥难荣外"。以上文献
对银屑病的描述虽较为粗浅，但对皮损特征和病因病机已有了一定
的认识。

随着人们生活环境、饮食结构以及气候条件的变化，疾病的病
因病机也随之发生了变化。目前中医对本病病因病机的认识出现了
新的学说，如血热、热毒、血瘀、阴虚瘀热等。北京中医药大学东
直门医院著名老中医金起凤教授提出银屑病"病机的核心是血热毒
盛"。血热的形成与多种因素有关，青壮年阳盛之体，多素体禀有血热，
若又外受六淫之邪所侵，郁久则化火化毒。另外，过食辛辣厚味、
鱼腥酒类，或因急躁、心绪烦扰等情志内伤，以及其他因素干扰，
均能使气火偏旺，郁久化毒，热毒浸淫营血，血热毒邪外壅肌肤而
发为本病。赵炳南曾将银屑病分为血热型（进行期）和血燥型（静
止期）；朱仁康教授在临证中，根据皮损特点及其舌象、脉象，将
该病分为血热风燥和血虚风燥两证进行辨证论治。在漫长的临床实
践过程中，中医对本病的认识逐渐地深入，对本病的辨治思路也在
不断地发展。至今，以赵炳南为代表的"从血论治"银屑病思路获
得了多数中医皮肤科同道的认可。现代多数中医皮肤科专家的主流
思想认为，本病是由于素体内热，感受外邪，入里化热；或情志失

调，五志化火，致血热毒盛，生风生燥；或病久瘀阻脉络，耗伤津血，最终导致营血亏损，化燥生风，肌肤失于濡养而成。通过长期的研究，中医通常认为本病主要是"血热""血燥""血瘀"三个证候，这主要是根据患者的皮损色泽、形态、自觉症状、舌象、脉象等综合得出的结论，通过凉血、润燥、化瘀等中药治疗，而且从临床上看，按照这样的思路治疗，多数患者治疗效果不错。

由于中药来自于大自然，以其不同的阴阳属性，经过中医的合理配伍，用药后能起到协调阴阳，使之平衡的作用，疾病自然痊愈，不良反应很少。中医药作为一种治疗银屑病确实有效的方法，具有改善病情、延长缓解期、不良反应小的特点。中医治疗本病以辨证论治为主，辅以中药膏、中药浴、针灸拔罐等外治疗法，以其安全、有效等特点，越来越受到广大患者的认可。

4. 银屑病的传统中医临床分型有哪些

（1）风热型银屑病

风热型又称风热郁肤证，是机体内有蕴积之热，外感风热邪气，内不得疏泄，外不得宣透，怫郁肌肤，出现红斑、丘疹为主证的证候，多见于寻常型银屑病发病初期。临床表现为病情发展迅速，皮疹逐渐增多，为红色或深红色点滴状丘疹、斑丘疹，表面覆银白色鳞屑，剥脱后基底有点状出血，可见同形反应，皮疹散在分布于躯干、四肢，也可见于头皮、颜面。自觉瘙痒，可伴发热、周身不适、口渴、咽干、咽痛、舌质红、苔薄黄、脉浮数。风热型银屑病治疗法则宜疏风解表、清热凉血。常用中药主要有金银花、连翘、桑叶、牛蒡子、槐花、牡丹皮、凌霄花、山豆根、黄芩、板蓝根、紫草、白鲜皮、草河车、

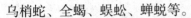

乌梢蛇、全蝎、蜈蚣、蝉蜕等。

（2）血热型银屑病

血热型又称血热风燥型、血热风盛证，是由于时值青壮年，血气方刚之际，机体蕴热偏盛，或因性情急躁，心绪烦扰，心火内生；或因恣食鱼腥、辛辣之品，伤及脾胃，郁而化热；或复感风热邪气等，均可致血热内盛，热盛生风化燥，外袭肌肤，出现红斑、丘疹为主症的证候。临床表现为银屑病发病初期，病情进展迅速，皮损呈鲜红色或暗红色点滴状丘疹和（或）钱币状斑块，表面覆银白色鳞屑，容易剥脱，基底有出血点，可见同形反应。皮疹散在分布，以躯干、四肢为多，也可先从头面部开始，逐渐发展至全身。初发皮疹逐渐增大，新发皮疹不断增多，自觉瘙痒，多伴心烦口渴、大便秘结、小便短黄、舌质红赤、苔薄黄或苔根部厚黄、脉弦滑或滑数。血热型银屑病治疗法则宜清热解毒、凉血消斑。常用中药主要有生地黄、赤芍、牡丹皮、丹参、紫草、白茅根、黄芩、黄连、知母、苦参、生石膏、板蓝根、大青叶、忍冬藤、山豆根、白鲜皮、草河车等。

（3）血瘀型银屑病

血瘀型又称血瘀风燥型，是由于患病时间较长，气血运行失畅，以致经脉阻塞，气血瘀结，使肌肤失养，出现以紫红色或暗红色硬厚皮损为主症的证候，多见患病时间较长的寻常型银屑病。临床表现为皮损呈钱币状或大小不等肥厚增生的斑块，少数皮损呈蛎壳状，表面覆多层银白色鳞屑，不易剥脱，基底颜色紫暗或暗红，较少有新发疹，伴不同程度瘙痒或不痒。一般无全身症状。口干不欲饮，舌质暗紫或暗红有瘀斑，苔薄白或薄黄，脉弦涩或沉涩。治宜活血化瘀，理气活血。根据中医的气为血帅、气行则血畅、理气可加强活血理论，确立理气活血法治疗该证型银屑病。常用药物有黄芪、丹参、红花、三棱、莪术、泽兰、茜草、乌蛇、青皮、凌霄花、丝瓜络、王不留行等。

（4）湿热型银屑病

系湿热内蕴、偶受外邪侵扰；或恣食鱼腥、辛辣之品，助湿化热致使内外风、热邪搏结，发于肌肤，出现皮损发红有渗液，而少有鳞屑为主症的证候。皮损发生在腋窝、乳房下、腹股沟、会阴、腘窝、肘窝、肛周等皮肤皱褶部位，常相互融合成大片，表面鳞屑较少，潮湿有渗液，痒不明显，伴身热体倦，口干不渴，舌质红，苔黄或根腻，脉滑数。治宜清热利湿，凉血解毒。常用药物有龙胆草、黄芩、黄连、黄柏、苦参、茯苓、泽泻、苍术、萆薢、生地黄、牡丹皮、茵陈、薏苡仁、土茯苓、草河车、山豆根、蒲公英、白鲜皮等。

（5）血燥型银屑病

血燥型又称血燥阴伤型，系由血热内蕴或热毒蓄久，内不得疏泄、外不得透达，以致津液营血耗伤，肌肤失于濡养，出现以暗红色或褐红色鳞屑性斑块为主症的证候。临床表现为病程日久，皮损经久不消，多为斑块状或混合状，表面覆较厚的银白色鳞屑，不易剥脱，干燥易裂，散布躯干、四肢。新发皮疹较少，伴程度不同的瘙痒，也可不痒，五心烦热或掌心发热，咽干唇燥不欲饮，大便秘结，舌红少津，苔薄黄而干，脉弦细或细数。治宜滋阴润燥，清热祛风。常用中药有当归、丹参、何首乌、生地黄、熟地黄、天冬、麦冬、牡丹皮、川芎、白蒺藜、白鲜皮、草河车、鸡血藤、山豆根、赤芍、白芍等。

（6）血虚型银屑病

血虚型又称血虚风燥型，系素体虚弱，气血不足，或因病久耗伤营血，以致血虚化风化燥，出现鳞屑性红斑，以皮损鳞屑薄而少、基底颜色淡红等为主症。临床表现为银屑病患者素体虚弱，病程迁延日久，皮损泛发周身，为大小不等的淡红色斑片或斑块，表面覆干燥的银白色鳞屑，层层脱落，基底淡红或暗淡，新发皮疹较少，伴程度不同的瘙痒。面色无华，体倦肢乏，头晕少眠，食欲不振，舌质淡红，苔少或无苔，脉弦细或沉细。治宜养血和营，益气祛风。常用中药有炙黄芪、党参、元参、当归、白芍、熟地黄、鸡血藤、天冬、麦冬、白芷、火麻仁、白蒺藜、白鲜皮等。

（7）毒热伤营型银屑病

系由血热偏盛，复受外界毒邪侵扰，如外涂刺激性较强的药物等不当的治疗，以致血热沸腾、壅郁肌肤，出现以全身弥漫红斑，大量鳞屑脱落为主症的证候，多见于红皮病型银屑病。临床表现为起病急骤，全身弥漫性红色、深红色或紫红色斑片，压之褪色，轻度肿胀，大量鳞屑脱落，有触痛，自觉肌肤灼热。伴发热恶寒、心烦口渴，精神萎靡，肢体乏力，舌质红赤或红绛少津，苔薄或无苔，脉弦数或滑数。治宜清热凉血，化斑解毒。常用中药有水牛角、生地黄、赤芍、牡丹皮、金银花、连翘、黄芩、黄连、知母、生石膏、元参、沙参、麦冬、竹叶等。

（8）湿热蕴毒型银屑病

湿热蕴毒型又称毒热型、湿热化毒型，系由湿热内蕴、郁久化毒、毒热互结、壅郁肌肤，出现以红斑脓疱为主症的证候，多见于脓疱型银屑病。临床表现为起病急骤，全身弥漫红斑和红斑基础上密集的针头至粟粒大脓疱，成批反复出现，脓疱壁较薄，破溃后黄褐色痂，皱褶处损害渗液明显，易继发感染结污褐色痂，指（趾）甲混浊、可缺损或增厚，伴发热，心烦口渴，颜面红赤，或伴关节肿痛，便秘，溲赤，舌质红，苔黄腻，脉弦滑或滑数。治宜祛湿解毒，凉血清热。

常用中药有水牛角、龙胆草、苦参、黄芩、车前子、泽泻、草河车、山豆根、生地黄、赤芍、牡丹皮、知母、生石膏、金银花、连翘、地丁、野菊花、蒲公英、天葵子等。

（9）肝肾阴虚型银屑病

肝肾阴虚型又称肝肾不足型，系由风湿痹阻证久治不愈而成，即湿热久羁，损伤筋骨，内涉肝肾；或因肝肾虚弱，筋骨不健，湿热搏结筋骨，外发肌肤，出现以鳞屑性红斑、关节变形为主症的证候。临床表现为关节病型银屑病患病时久，反复发作，久治不愈，皮损呈点滴状和斑块状，关节疼痛，日渐加重，以致关节变形、活动受限，腰膝酸痛，舌质淡红或暗红，苔薄少或无苔，脉沉滑、细弱。治宜补益肝肾，祛风除湿。常用中药有熟地黄、当归、牡丹皮、杜仲、续断、木瓜、狗脊、龟甲、乌梢蛇、山茱萸、土茯苓、防风、伸筋草等。

（10）冲任不调型银屑病

冲任不调型银屑病系由冲任不调、内热外发或冲任亏损、精血不足，以致肌肤失养，出现以鳞屑性红色或淡红色斑为主症的证候。临床表现在为皮损的发生与妇女经期、孕期、分娩有密切关系，多数在经前、孕中、产前发病皮损多，也可于经后、产后发病。鲜红色或淡红色斑疹和丘疹散发周身。表面覆银白色鳞屑，可见点状出血，轻微瘙痒。周身不适，心烦口干，或头晕腰酸，舌质红或淡红，苔薄，脉滑数或沉细。治宜调和冲任，和血理血。常用中药有仙茅、黄柏、知母、当归、熟地黄、生地黄、茯苓、柴胡、枳壳、丹参、红花、桃仁、香附、仙灵脾、巴戟天、菟丝子、女贞子、墨旱莲、何首乌等。

（11）风湿痹阻型银屑病

本型又称湿热久羁证，系由湿热内蕴、外受风湿，内外湿热互结，痹阻经络，怫郁肌肤，出现以鳞屑性红斑伴关节肿痛为主症的证候。

临床表现在为鳞屑性红色丘疹和（或）斑块，散布四肢、躯干，刮除鳞屑，基底有点状出血，有时可见脓疱，伴关节肿痛、屈伸不利，以指（趾）关节最常见。舌质红、苔黄腻，脉弦数或滑数。治宜祛湿清热，解毒通络。常用草药有羌活、独活、防风、秦艽、桑寄生、防己、半枝莲、防风、雷公藤、透骨草、络石藤、乌梢蛇等。

（12）脾虚毒恋型银屑病

该型系由湿热蕴毒型变化而来，即湿热蕴毒型经过苦寒清热解毒药治疗后湿热得到清利，而余毒未能尽除，脾气渐虚出现体倦肢乏，饮食减少，残留少量脓疱等证，多见于脓疱型银屑病恢复期。临床表现为湿热蕴毒型银屑病，经过治疗后，红斑基本消退，或转为暗红或红褐色，脓疱大部分消失，偶有新起或残留少数脓疱、痂皮，鳞屑明显减少，出现体倦肢乏，饮食减少，大便稀溏，舌质红，苔黄根腻，脉濡或滑。治宜健脾除湿，清解余毒。常用中药有苍术、炒白术、茯苓、厚朴、陈皮、猪苓、泽泻、栀子、黄芩、薏苡仁、草河车、半枝莲等。

在临床中，多数患者往往兼有两种以上的类型，或以一种类型为主，又兼有其他类型。临床医生要细致辨别，处方时要兼顾到患者的具体情况，不能以上述分型给患者套方。

5. 寻常型银屑病三大主要证型的辨证分型标准

参考《中华人民共和国中医药行业标准——中医皮肤科病证诊断疗效标准》，并根据国内相关文献，寻常型银屑病的辨证主要是辨局部皮损的不同特点，据此分为不同证型。综合多数专家们的意见，对银屑病血热证、血燥证、血瘀证三大主要证型的临床证据归纳如下。

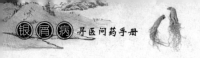

（1）血热证

本证主要见于寻常型银屑病的进行期。

①主症：皮损鲜红；新出皮疹不断增多或迅速扩大；原有皮损肥厚浸润。

②次症：心烦易怒；小便黄；咽部充血、扁桃体肿大；舌质红或绛；脉弦滑或数。

③证候确定：具备全部主症即可诊断，可见次症。

（2）血燥证

本证主要见于寻常型银屑病的消退期及静止期。

①主症：皮损淡红；鳞屑干燥。

②次症：口干咽燥；舌质淡，舌苔少或红而少津；脉细或细数。

③证候确定：具备全部主症即可诊断，可见次症。

（3）血瘀证

本证主要见于寻常型银屑病的静止期。

①主症：皮损暗红；皮损肥厚干燥，经久不退。

②次症：月经色暗或有瘀块；舌质紫暗或有瘀点、瘀斑；脉涩或细缓。

③证候确定：具备全部主症即可诊断，可见次症。

血热证、血燥证和血瘀证是银屑病的基本证型，在此基础上可加用其他辨证方法，以反映本病的复杂而又实际的情况。如外感因素明显可兼用六淫辨证，如夹毒、夹湿热、夹风寒、夹风热等；如脏腑功能失调明显，可兼用脏腑辨证，如兼肝郁、肝火旺盛、脾虚、肾虚等。这样做的目的，就为了更好地指导临床用药，以期获得更佳疗效。

6. 银屑病从血论治的思路成熟过程

中医讲究司外揣内，多数中医皮肤科专家根据银屑病的特点对其进行分析，因为本病有典型的红斑，故认为与血的异常有关。因为其有典型的浸润肥厚，所以认为它与风湿蕴阻有关。在此基础上，继发形成了大量银白色脱屑的燥象。如果没有红斑，只有肥厚的斑块皮损，那么是以风湿与气分相搏为特点的神经性皮炎类皮肤病，如果红斑和肥厚的斑块同时出现，说明风湿相搏影响到血分了，就是银屑病类的皮肤病。在银屑病的发生过程中，无论外感、内伤、气血痰瘀阻滞经络，都可能对血分产生影响。只有影响到血分，才会发生银屑病的病理过程。这就是现代中医皮肤病专家们反复强调从血辨证的原因。

银屑病的主要临床体征为红斑，此红斑的特点是搔抓后易出现出血点，现代医学总结银屑病皮损组织病理显示：真皮乳头上延，毛细血管扩张。临床表现为薄膜现象及点状出血。符合中医学血分疾患的病理特点。依据该理论产生的血热证、血燥证和血瘀证是银屑病的基本证型。发病初期多为血热证，中期多见血燥证，病程日久，则多以血瘀证论治，其中血热证多是发病之始，又往往是病情转化的关键。而从血论治的辨证依据主要是通过皮损辨证。银屑病的基本皮损为鳞屑性红斑，从血论治正是通过辨红斑、鳞屑的特点，分辨不同证型。

《赵炳南临床经验集》中记载了11例银屑病医案，从中可以梳理出赵炳南辨治银屑病的思路。他认为血热是本病的主要病机。血热的形成，是与多种因素有关的。可以因为七情内伤，气机壅滞，郁久化火，以致心火亢盛；心主血脉，心火亢盛则热伏于营血。或因饮食失节，过食腥发动风之品，脾胃失和，气机不畅，郁久化热，因为脾为水谷之海、气血之源，功能统血而濡养四肢百骸，若其枢机不利则壅滞而内热生。加之外受风邪或夹杂燥热之邪客于皮肤，内外合邪而发病。热壅血络则发红斑，风热燥盛则肌肤失养，皮肤发疹，搔之屑起，色白而痒。而血燥则多由病久耗伤阴血，或由风邪燥热之邪久羁，阴血内耗，夺津灼液则血枯燥而难荣于外。

赵炳南将本病分为血热证、血燥证、血瘀证。其中血热证皮疹发生及发展比较迅速，泛发潮红，新生皮疹不断出现，鳞屑较多，表层易于剥离，底层附着较紧，剥离后有筛状出血点，基底浸润较浅，自觉瘙痒明显，常伴有口干舌燥，大便秘结，心烦易怒，小溲短赤等全身症状，舌质红绛，舌苔薄白或微黄，脉弦滑或数。血燥证病程日久，皮疹呈硬币状或大片融合，有浸润，表面鳞屑附着较紧，强行剥离后基底部出血点不明显，很少有新皮疹出现，全身症状多不明显，舌质淡，舌苔薄白，脉沉缓或沉细。血瘀证皮疹肥厚浸润，颜色紫暗或暗褐，常呈斑块状，顽固难消，舌质紫暗，脉弦细涩。分别给予清热凉血活血，养血滋阴润肤，活血化瘀行气治疗。创立了凉血活血汤、养血解毒汤以及活血散瘀汤，成为从血论治银屑病的经典方药。

北京市中医院皮肤科（赵炳南皮肤病诊疗中心）做了大量关于银屑病的辨证规律的临床研究，一项600例的临床流行病学调查显示，银屑病的主要证候为血热证、血燥证和血瘀证3种证型，其中以血热证最常见。这3种证候的分布存在着时相性，与病期密切相关，即进行期以血热证为主，退行期以血燥证为主，静止期以血瘀证为主。同时这3种证候的分布与性别、年龄和季节无关，提示由于血热证、血燥证和血瘀证既能反映本病的"临床经过"(进行期、静止期、退行期)，又较稳定(受性别、年龄、季节等一般因素和总病程的影响较小)，故这3种证候可以作为银屑病中医辨证的基本证候。其实，仔细分析各家的思路，实际是在辨血的基础上，强调了其他兼证，所使用的药物均不能完全抛开血分药物。故此，辨血是银屑病辨证的基本思路。中医皮肤科老专家邓丙戌教授提出了"病证论治，辨血为主，全面反映"的辨证思路，在强调整体观念，以血为主的辨证为出发点的基础上，当出现其他兼夹症候时可参合其他辨证方式，优化了从血论治的辨证思路。

7. 治疗银屑病常用内服的中成药有哪些

多数中成药药味较多，兼顾多个证型及兼证，故此也可以采用辨病论治原则，中成药作用大多较为和缓，建议与其他方法联合使用，以取得更佳疗效。根据中成药是单体成分或复方制剂，分为以下两类。

（1）单味中药提纯的中成药

①雷公藤、昆明山海棠（均系卫矛科雷公藤属植物）：具有抗炎镇痛、免疫调节、改善血流、抗菌和杀虫的功效。

主要剂型：单味药、糖浆、冲剂、片剂；雷公藤的复方制剂主要为医院自制药；雷公藤多苷为中药单体提取物。

适应证：可用于寻常型、红皮病型、掌跖脓疱型和关节病型银屑病治疗，均有可靠疗效。皮疹为斑块或地图状浸润性红斑，或弥漫性红斑，表面脱皮、脱屑；或掌跖红斑、脓疱；或关节红肿胀痛；可伴有躯干四肢皮肤瘙痒、灼痛等。

注意事项：雷公藤、昆明山海棠均有一定的不良反应，如胃肠道反应、白细胞或全血细胞减少症、月经不调、闭经和精子减少，育龄期男女禁用；罕见的严重反应者可引起急性肾衰竭、肝功能损害，甚至可致死。

②白芍总苷胶囊（中药白芍中提取的有效单体）：具有免疫调节、抗炎镇痛、保肝等功效。

适应证：用于寻常型、红皮病型和关节病型银屑病的辅助治疗。可以缓解关节肿胀疼痛、皮损干燥脱屑；在应用维A酸类药物或甲氨蝶呤时，配合服用白芍总苷，可以缓解口干唇燥，脱皮，以及减少肝损伤等。

注意事项：有胃肠疾病、大便溏薄者，或服药后有腹泻者，剂量应减半。

③甘草甜素、甘草酸（中药甘草中提取的有效单体）：具有抗炎、抗过敏、免疫调节和保肝等功效。

主要剂型：片剂、颗粒剂、注射剂。

适应证：可用于各种类型银屑病的辅助治疗，有激素样作用，在应用维A酸类药物或甲氨蝶呤的同时，配合服用甘草甜素，有保肝的作用。

注意事项：甘草甜素（甘草酸）可引起糖皮质激素样不良反应，可以引起部分患者血压和血糖偏高，或浮肿，胃肠溃疡或皮肤感染者慎用。

④补骨脂素（中药补骨脂、白芷中提取的有效单体；或化学合成）：具有光敏作用，配合紫外线或光照，使色素增加；可抑制表皮细胞过度增生。

主要剂型：片剂、注射剂、搽剂。

适应证：可用于斑块状、地图状寻常型银屑病的辅助治疗，配

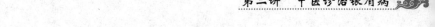

合紫外线照射，有促进皮损消退的作用。

注意事项：严重光敏者慎用；口服补骨脂可引起胃肠道症状，如恶心等；长期配合PUVA可致皮肤老化、色素沉着和皮肤癌；有增加白内障的危险性。口服补骨脂后应戴UV防护镜，防止眼损伤。

（2）复方制剂

①银屑胶囊：主要成分有土茯苓、菝葜，具有祛风解毒的功效。银屑胶囊适合于各种证型银屑病，银屑胶囊药味较少，须联合其他治疗。

②郁金银屑片：主要成分有秦艽、当归、石菖蒲、黄柏、香附（酒制）、郁金（醋制）、雄黄、莪术（醋制）、乳香（醋制）、玄明粉、马钱子、皂角刺、木鳖子（去壳砸碎）、桃仁、红花、硇砂（白）、大黄、土鳖虫、青黛，具有疏通气血、软坚消积、清热解毒、燥湿杀虫功效。郁金银屑片中郁金是其核心成分，偏重于软坚消积，郁金银屑片含有毒中药马钱子及重金属硇砂，临床应谨慎使用，儿童、孕妇禁用。

③银屑灵颗粒：主要成分有苦参、甘草、白鲜皮、防风、土茯苓、蝉蜕、黄柏、生地黄、金银化、赤芍、连翘、当归等，具有祛风燥湿、清热解毒、活血化瘀功效。银屑灵药味较多，功在清热疏风解毒，偏重于祛风燥湿，更适用于血热证型银屑病。

④克银丸：主要成分有土茯苓、白鲜皮、北豆根、拳参，具有清热解毒，祛风止痒功效。

⑤消银颗粒：主要成分有生地黄、牡丹皮、赤芍、当归、苦参、金银花、玄参、牛蒡子、蝉蜕、白鲜皮、防风、大青叶、红花，具有养血活血、疏风止痒等功效。

⑥紫丹银屑胶囊：主要成分有紫硇砂、决明子、附子（制）、

干姜、桂枝、白术、白芍、黄芪、丹参、降香、淀粉，具有温补脾肾、养血祛风，润燥止痒功效。

⑦复方青黛制剂（丸剂、胶囊）：主要成分有青黛、乌梅、蒲公英、紫草、白芷、丹参、白鲜皮、建曲、绵马贯众、土茯苓、马齿苋、绵萆薢、焦山楂、南五味子等，为清热剂，具有清热凉血、解毒消斑之功效。

此外，丹参注射液、清开灵注射液也可考虑使用，但要在中医师临床指导下选择使用。

（3）根据辨证类型选用中成药

①血热证：基本治疗原则为凉血解毒。可兼有清热、除湿、祛风、活血等治法。

推荐药物：复方青黛胶囊、复方青黛丸、复方青黛片、消银颗粒、消银胶囊、消银片、紫丹银屑胶囊。

建议：复方青黛制剂具有清热解毒、消斑化瘀、祛风止痒的功效，临床用于进行期银屑病有较好的疗效。复方青黛丸有出现药疹、结肠炎、胃出血、便血、停经、指甲变黑、肝损害的报道。

②血燥证：基本治疗原则为养血润燥，祛风止痒。可兼有清热、凉血、活血等治法。

推荐药物：消银颗粒、消银胶囊、消银片等。

建议：消银颗粒（消银胶囊）具有养血活血，疏风止痒功效，临床用于血热风燥型银屑病。

③血瘀证：基本治疗原则为活血化瘀，行气通络。

推荐药物：丹参注射液。

建议：丹参注射液具有活血化瘀功效，适用于血瘀型银屑病。

拿中成药的丸剂来做讨论，丸剂携带方便、口感好、服用也方便，不像汤剂煎药那么麻烦，所以深受患者的欢迎。相比来说，中药汤剂虽煎药麻烦，口感较差，所谓"汤者荡也"，就是说汤剂具有吸收快、作用迅速、加减灵活、针对性强等特点，故适用于急病、新病以及病情较急而亟须荡涤病邪或扶持正气的病证。"丸者缓也"，临床一般多适用于慢性或虚弱性病症的调理，适合较长时间调理服用。不过某些有毒或芳香走窜的药物制成的丸药，也可治疗急症，如备急丸、苏合香丸等。大家都知道，中药最讲究对证下药，不管是汤剂或是丸剂等中成药，都需要中医辨证，在中医理论指导下进行处方，不能按西医的理论或想当然选择使用。丸剂还有一个缺点，就是不能加减。就拿目前比较成功的小柴胡冲剂来说，假如兼有肚子痛的情况，汤剂里就可以加上白芍；口渴严重的话就可以加上天花粉，一旦做成中成药这样就不能加减了。所以，服用中成药也要听从中医专业皮肤科医生的建议，并在医生指导下选择合适的剂量和服用方法。

8. 治疗银屑病常用的外用中成药有哪些

选择银屑病外用中成药时，需根据皮损的特点、部位、患者的年龄来选择适宜的药物，并应注意所选药物的禁忌证。临床中，目前常用局部封包以增加外用药物的渗透，提高疗效。推荐药物：冰黄肤乐软膏、镇银膏、喜树碱软膏。建议：冰黄肤乐软膏、镇银膏一般治疗轻度寻常性银屑病。0.03%喜树碱软膏适用于慢性斑块状银屑病。每日1次，用量不超过10g，疗程不超过6周，其疗效与0.02%丙酸氯倍他索霜相似，主要不良反应为刺激症状及色素沉着，慎用于面部。

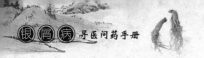

9. 银屑病有哪几种针刺疗法

（1）体针疗法

取穴风池、外关、内关、足三里、阿是穴，肝郁者配期门，血瘀者配血海，实者泻法，虚者先泻后补，留针20～30分钟，每日或隔日1次。

（2）梅花针疗法

局部常规消毒，用梅花针叩打皮损区，由外向内，以有微微出血为宜，叩刺后涂以0.2%碘酊，每日或隔日1次。

（3）耳穴割治法

早先是使用打碎的细瓷片（以江西瓷为最佳），用锋利的边缘（消毒后）在对耳轮下脚划一小口，用力适度，深度均匀，轻度出血即可，切口2～3mm，然后消毒敷料包扎，每周1次。目前主要是用手术刀片进行割治。

（4）耳针疗法

取耳穴肺、枕、内分泌、肾上腺、阿是穴，每次3～4穴，单耳埋针，双耳交替，3日轮换1次。

以上简单介绍了银屑病的针刺疗法，但本书前面介绍过，外伤、注射可能会引起本病同形反应，所以银屑病进行期不宜选用针刺疗法，以免加重病情。如果要选用这类方法，应该提前向患者交代清楚。

10. 火罐能治疗银屑病吗

大家都知道，火罐是一种传统中医疗法，平时主要用于治疗腰腿痛等疾病。但是火罐为什么能治疗银屑病呢？

首先，大家应该知道，斑块状银屑病的皮损特别肥厚、干燥，真的就像"牛皮"一样。在中医看来，这种情况可能就是局部的皮肤血液循环特别差，血液瘀滞在这个部位，所以形成了大的斑块，而局部拔火罐或走罐，后者就是我们用火罐在这个肥厚的皮损上来回走动，利用负压把瘀滞的血液给活动开，通过活血散结解热达到辅助治疗的目的。

其次，大家应该都很清楚，银屑病患者的皮损很少出汗，或者说基本上不出汗。中医学认为，这是由银屑病皮损部位的汗孔（中医称为玄府）郁闭导致的，汗孔都堵住了，汗怎么可能会出来呢？而此时采用火罐治疗，通过负压吸附在皮损表面的，也正是因为负压的吸拔作用，可以把郁闭的汗孔给打开，所以汗出来了，银屑病皮损也会好转。

最后，患者应该都有体会，局部大的斑块会使自己感觉皮肤特别干燥，而且皮肤绷得特别紧，严重影响了患者的生活质量，而通过火罐在斑块损害上来回走动，会让你局部的紧绷感瞬间消失，就像是在做推拿一样，会感觉特别放松，有助于疾病的恢复。

总之，火罐作为一种传统的中医疗法，比较适合于治疗那些较大斑块型银屑病，其他类型的银屑病并不一定适合。患者朋友在火罐治疗时，最好在医院进行，以免出现意外烫伤、大疱等不良反应。

11. 银屑病的脐疗方法

脐，又称"神阙"。它与人体十二经脉相连、五脏六腑相通，中医学认为，脐是心肾交通的"门户"。因脐部的皮肤比较薄，神经及血管比较丰富,它所支持的脏器以及血管包括横膈膜、肝、脾、胃、肾上腺、输尿管、膀胱,因此脐部透过与五脏六腑、十二经脉、奇经八脉的联系,有比较强的吸收和传导能力。临床上灸脐有兴奋大脑、强心、改善微循环的作用,可治晕厥、昏迷、休克;药物敷脐可治虚汗、神经性呕吐,故有调整自主神经功能失调的作用;灸神阙可治性功能障碍、不孕,故有调节内分泌紊乱的功能;在神阙穴上拔火罐,可治荨麻疹和过敏性哮喘,可作用于免疫系统、抑制过敏反应。

所谓脐疗,就是把药物直接敷贴或用艾灸、热敷等方法施治于患者脐部,激发经络之气,疏通气血,调理脏腑,起到预防和治疗疾病的作用。脐疗的方法主要有药物敷脐、贴脐、填脐、熨脐、熏脐、灸脐等。近期报道有两个治疗银屑病的敷脐疗法,摘录如下。

方一:升麻9g,葛根30g,赤芍10g,生地黄30g,大风子9g,丹参9g,甘草9g,水牛角粉9g,冰片6g,共研细末存瓶。

用法:取0.2g药末填入脐眼内,再贴上肤疾灵膏固定,2天换药1次,30次为1个疗程。

方二:马钱子、水银各35g,朱砂6g,核桃仁12个。先用香油将马钱子炸鼓起来,压成粉。核桃仁放入锅内炒焦轧细,再将马钱子、朱砂、核桃仁拌匀,加水银调和制成15个约鸡蛋黄大小的药丸。

用法:以清水洗净脐部,将药丸放入脐中,上盖纱布,以胶布固定,24小时后换新药,同时也可以药丸擦患处。主治银屑病。

以上这两种银屑病的敷脐疗法,使用时一定要注意安全,尤其后者药物组成中有马钱子、水银成分均为剧毒,所以还是要在医生指导下谨慎使用,不要轻易试用。

12. 中医如何认识银屑病冬重夏轻的

为什么银屑病进入秋、冬季加重，夏季减轻？刘爱民教授回答了这个问题。刘教授认为，秋、冬和冬、春交际是银屑病的转折时机，病情大多向坏的方向转化。冬季与寒气相应，主凝滞与收敛，此时发病者多由于不耐冬季之寒气，阳气不足或气血亏虚，故见皮损暗红或淡红，鳞屑薄并易剥离。因此，刘爱民教授就相应地制订出了一系列治疗方法和措施，采用顺势疗法取得了非常好的疗效，显著地提高了银屑病的治疗效果，解除了很多"老牛皮"的切肤之痛。下面简要说明刘爱民教授的理论和方法：

银屑病之所以秋、冬加重，夏季减轻，主要是自然界气候的变化所致。更明白地说，是自然界的寒冷对人体施加影响，人体对外界做出的反应，比如毛孔收缩、汗孔闭塞、排汗减少、气血运行减慢等。我们都可以理解，有的人天生怕热，有的人十分怕冷，到冬天就手脚冰凉。这是由于我们来自不同的家系，遗传和饮食、生活、工作环境、情绪等都会使我们形成不同的体质特性。譬如，银屑病患者有的素体怕热，也有的平时怕冷。内有热者，当自然界气候由热变冷后，中医讲"寒主收引"，风寒邪气可以使毛孔闭塞，好像是一个房间里有一盆火，外寒的侵袭，等于把窗户全部关闭，内热就会更甚，热得厉害了，热气就会往外出，这就是银屑病红斑、鳞屑的出现。我们把这种病机称为"寒包火"，很直观形象吧。我们采用辛温散寒，清热凉血的方法治疗，称之为表里双解，也就是一方面打开密闭的窗户，让空气对流，热气外散；一方面苦寒清内热，直接给火盆撒撒火，消散内热，再加上嘱咐患者运动出汗、适当忌口等，银屑病的红斑、鳞屑也就自然消退。还有一种虚寒体质，平时畏寒肢冷，手足冰凉，喜热食，出汗甚少，到了秋，冬季，外界寒冷，形成内外皆寒，治疗就应该温阳散寒，阳气恢复，外寒宣散，皮损自愈。再有一种是发病没有明显的季节性，病人脾气急，好发火，中医称为肝经郁热，此类病人任凭你用再多凉血清热之剂，皮损依然不退，我们通过观察研究，采用疏肝清热的方法治疗，效果非常好，通常一周至半个月，皮损就会明显消退。以上研究归纳出新的银屑病中医证型，使辨证用药更贴近了临床实际，辨证更准确了，就是用药的方向和思路明确了，所以效果就提高了。截止到2016年年底，20年来我们团队治疗了4000多例各种类型的银屑病患者，除极个别患者外，绝大多数都收到很好的疗效，而且随访后还发现，这种治疗思路可以使本病复发率明显降低。

总之，中医理论源于自然，疗法源于自然，中草药也源于自然，是地地道道的绿色疗法，不仅疗效好，而且没有不良反应，与西医的疗法相比，具有明显的优势。

13. 为什么扶阳通阳也可以治疗冬季型银屑病

阳气是人体物质代谢和生理功能的原动力，是人体生殖、生长、发育、衰老和死亡的决定因素。它具有温养全身组织、维护脏腑功能的作用。人之生长壮老，皆由阳气为之主。人的正常生存需要阳气支持，所谓"得阳者生，失阳者亡"。阳气越充足，人体越强壮。阳气不足，人就会生病。阳气完全耗尽，人就会死亡。阳气虚就会出现生理活动减弱和衰退，导致身体御寒能力下降。精血津液之生成，皆由阳气为之化。所以"阳强则寿，阳衰则夭"，养生必须养阳。阳气来源有二：一为先天性的，来自于父亲和母亲，二为后天性，主要从食物中吸收的水谷精气转化而来。而人的正常机体运转、工作、运动、性生活、情绪波动、适应气温变化、修复创伤等各项活动都是需要消耗阳气的。

我们知道，阳气在人体内起着温煦、推动、固摄的重要作用。目前流行的扶阳派，即温扶阳气之法，其实是《伤寒论》整个治疗法则中始终贯穿的基本大法，就此在临床上产生了扶阳一法。但不少医家将扶阳片面理解为温阳一途，或者只重视以温阳来扶阳。殊不知，通阳亦是扶阳中同样重要的一个环节。人体内的阳气通过正常的升降出入布运流行，来发挥它温煦、固摄等各种功用，一旦流行受阻，即"阳气郁遏"，就会产生疾病。通阳的目的就是以各种手段来疏通"郁遏"的阳气，恢复其正常的升降出入运动。因此温阳和通阳疗法都是扶阳的重要环节。在临床上，阳气的不通与不足常会相并出现，因此应当注意温阳、通阳两法的结合，共同实现扶阳的目的，达到治愈疾病的目的。"正气存内，邪不可干，邪之所凑，其气必虚"，银屑病的发病与正气虚衰有很大的关系，这里所说的正气，主要是指阳气。因此，采用扶阳疗法治疗银屑病也可谓有据可考，临床中也取得了较好的疗效。

中医治疗疾病的特色在于整体观念和辨证论治，银屑病临床证候复杂多变，患者临床表现也多种多样。尽管以"血分辨证"为主流思想，根据血热、血燥、血虚理论辨证处方，治疗有效，本书前面也有详细介绍。但实际工作中，总有部分患者仍疗效不好，或反复发作。因此在具体辨证时，不仅要借鉴前辈经验，更要细心体会患者之间的差异，不能将辨证简单化和程序化或普遍化，而要坚持局部辨证和整体辨证相结合，发挥中医的优势。我们在临床中发现，不少银屑病患者在发病早期可见局部证候和整体证候不符，如患者皮损颜色鲜红，鳞屑较多，瘙痒剧烈，但全身形瘦，面色青白，舌质淡，脉沉；或患者后期皮损颜色淡红，瘙痒不剧，持久不退，伴四肢不温，脉沉弱；更有冬季型银屑病患者，发病四季分明，冬病夏愈，冬重夏轻。皮损颜色鲜红，鳞屑多，瘙痒剧烈，且处于发病初期，应为血热证，但患者出现形瘦，面色青白，舌质淡，脉沉，却是阳虚之候，因此应标本兼顾，在应用清热凉血、活血解毒药物的同时，酌加温阳药物，既可佐制寒凉之品损伤正气，又可温补阳气，使得邪去而正存，祛邪而不伤正。疾病后期，多虚多瘀，正气不足，在益气养血活血的同时，也宜使用温阳药物，使阳气充足，气血畅通，促使疾病痊愈。银屑病冬重夏轻、冬病夏愈，亦与阳气关系密切。此类银屑病患者往往先天肾阳不足，冬季外寒侵袭肌肤，致使阳气不通，腠理紧闭，气血凝滞，营卫失和，经络阻塞，体内邪热之毒无以外泄，发于肌肤而成银屑病。前人谓"气血得寒则凝，得温则行"。故治疗冬季型银屑病宜通阳，使得阳气通畅，腠理疏通，气血运行正常，邪热之毒得泄，邪去而正复。只要辨证正确，采用温阳和通阳的疗法治疗银屑病，往往能取得奇效。

以上这些辨证思路来源于多年的临床实践，众多的成功案例表明我们的辨证更贴近临床实际情况。作为临床医生，除了学习教科书和国内专家们制定的银屑病的诊疗指南外，更要从常规治疗方法中走出来，开拓思路，一切从临床实际出发，辨证围绕着患者当下的证候、证据，不能被教科书上的理论所限制。但愿我们的辨证思路能被更多的临床医生所了解，并提出意见共同改进提高，为造福更多的银屑病患者做出自己的努力。

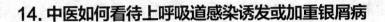

14. 中医如何看待上呼吸道感染诱发或加重银屑病

西医学认为感冒、扁桃体发炎、上呼吸道感染会诱发或加重银屑病病情，其中的原因在本书前面章节介绍过。但中医是如何认识的呢？外感是否会加重银屑病的病情吗？中医学认为，外感疾病从初期的太阳病，内传至少阳病或阳明病，外邪由呼吸道进入人体会郁而化热，这一过程会诱发或加重银屑病，但有的中医学认为，并不是感冒、扁桃体发炎等上呼吸道感染会引起银屑病，而是医生的误治造成银屑病的发病或加重。

首先我们要正确认识感冒。人体是一部相当精妙的仪器，当外邪（可以说成就是病毒、细菌等）作用于人体，人体就会自发地与外邪做斗争，所以感冒时发热、发炎都是身体在和疾病做斗争的表现，是人体对疾病正常反应的结果，是积极的。治疗时应顺势而为，应该顺应这个方向，"汗出而解"是感冒初期正确的治疗方法。但目前的临床中对此多以西药消炎（或用激素）和中药清热解毒（板蓝根冲剂、双黄连、清开灵、莲花清瘟胶囊等）为主，目的是让症状尽快减轻，只管速效而不顾长效，这就犯了中医学理论所说的"引邪入里"和"郁遏邪气"的错误。感冒症状缓解了，却导致了外邪壅滞体内（留邪于体内）的后果。

也就是说，感冒发炎（链球菌感染）可能会引起银屑病，感冒治疗不当也会诱发银屑病。当身体正邪交争而导致"发热"这种正常程序被消炎药、退热药打击压制以后，人体会寻找其他方式来表达，银屑病的发生就是这种补救的方式之一。如果身体这种表达方式继续受到打击的话，其他更严重的疾病（肺炎、心肌炎、脑炎、白血病、肾炎等）会不会发生呢？大家可以思考。所以，对待疾病，我们一定要正确认识，认识还要不断深入，最后才能选出真正合理的治疗方法。

15. 为什么说有些中药不能用于治疗银屑病

纯中药一定安全吗？为什么有些中药不能用于治疗银屑病？因为重金属对于银屑病症状的迅速缓解有一定效果，有的江湖游医把轻粉、雄黄、樟丹、汞、砷等有毒的成分掺入所谓的秘方中内服或外用，造成患者中毒或死亡。

民间有人错误地认为银屑病是血液有毒，应采取"以毒攻毒"的治法才能奏效。于是乎一大堆重金属制剂和剧毒中药粉墨登场，水银、轻粉、黄丹、雄黄、斑蝥、蟾蜍、乌头等剧毒药品被配制成各种酊剂、膏剂，外用来治疗银屑病，更有甚者，关上房门，用这些剧毒药品放在炭炉里烟熏皮肤，以求根治。还有，将以上毒药加入散剂、丸剂、胶囊之中，给患者长时间、小剂量内服治疗。虽然可以暂时减轻皮疹、缓解瘙痒，患者可能自己也不觉有何不适，殊不知中药中含有重金属物质对银屑病的治疗有百害而无一利。上述药物即使外用，如果大面积长期使用也会对患者肝肾功能及血液系统造成损害，其后果就是这些患者要么诱发了重症型银屑病，要么得了药物性肝炎，要么引起砷角化病甚至鳞状细胞癌，要么皮疹扩散、加重。临床上出现这样不良反应的案例，并不少见。只是作为患者，一方面是患病后求治心切，追求速效，顾不上这些不良反应了；一方面是盲目相信所谓的偏方秘方；还有就是抱着侥幸的心理，"已经听说别人用药有效、他没有出现不良反应，我也跟着人家治疗吧"。其实，这些疗法无异于饮鸩止渴！当慎之又慎！要知道，银屑病是一个良性的疾病，根本没必要用这么"狠毒辣"的手段来治疗。

16. 纯中药治疗银屑病，我们是如何判断疗效的

除部分患者外，我们临床上运用纯中医治疗银屑病，一般不配合使用外用药。市场上治疗银屑病的外用药，都有立竿见影的效果，这些外用药在本书前半部分有详细介绍。外用药有时可以加速皮损的消退，但只是临时有些效果，皮疹在短时间内变薄变淡、鳞屑减少、瘙痒减轻，但容易导致患者病情迁延不愈、时轻时重，让患者对外用药产生了依赖性。一旦停止外用药，有的患者皮疹就马上反弹，让患者对外用药又恨又爱、痛苦不堪。

那么单纯用中医药内服治疗银屑病，如何判断疗效呢？根据我们多年的经验和观察，判断是否有效，一般有三种情况。

第一，用药20天或1个月后，皮疹颜色变淡、浸润感减轻，皮疹面积可能扩大，这是由于皮疹由"厚冰块状的郁结"融化散开成"薄冰斑片"、由厚斑块向周围散开所致，这是好转迹象。还有的患者在停止外用药、接受纯中医治疗后，皮疹上的鳞屑越来越厚，呈"蛎壳状"，这种情况持续很久，可能1～2个月后才逐渐在斑块中央开始变薄变平、呈环状，最后逐渐消退。

第二，服药后短时间内皮疹加重，有新发的丘疹，或瘙痒加重，或皮疹面积增大，或颜色更红更艳，这是由于服药后疾病由阴转阳、由静止开始转向活动的一种反应，这也是一种好转的反应，这种过程一般持续1～2个月，患者或家属不必因此紧张、恐慌，甚至怀疑中药的治疗效果，坚持治疗就会逐渐好转，继续坚持治疗

后皮疹就会逐步消退。这种治疗后会更彻底。我们多年临床经验已总结出，银屑病中"阳证易治，阴证难疗"，其实其他疾病也是如此。所谓阴证，就是在银屑病中，有的患者皮疹呈斑块或斑片状，这种皮疹的颜色、厚薄、大小等很长时间内静止无变化，这种静止状态按中医理论就是属于阴证，这类皮疹治疗起来较为顽固，究其原因往往与患者的体质、生活状态、既往用药史等有关。

第三，在治疗过程中，原有的皮疹逐渐好转、消退，甚至接近痊愈时，正常皮肤上又出现了新的皮疹。这是怎么回事？有的患者感到不解，既然治疗已经有效了，为什么还不能完全控制新发皮疹呢？是不是医生处方调整有误？是否是用药剂量方面的问题？这个问题，要具体分析。除生活习惯、饮食因素、情绪压力、感冒、物理化学刺激等外，还要考虑到是一种"气不忿儿"现象，取其病虽告罄，但尚不甘心、愤愤不平之意。也可能是毒素（即邪气、郁热）还没有完全清除，偶尔从皮肤上"透表而出"导致。出现这种情况，患者也不必紧张，继续坚持用药，也会逐渐消退。

还有一些患者，经过治疗后好转到一定程度皮疹就暂时静止了，也不好转同时也没有加重，这就是医学上称的平台期，继续坚持治疗就可以逐渐康复了，所以有时治疗疾病过程中有些波折或反复，也是正常的。

17. 中药治疗银屑病，需要多长时间

（1）治疗方法不同，所需时间不同

简单地说，西药激素或抗肿瘤药会有立竿见影的效果，多数1～2周可以有效，1～2个月皮疹消退，但复发概率会比单纯中药治

疗要高很多，这就是专业医生或正规医疗机构不推荐系统使用激素和抗肿瘤药的原因。紫外线光疗治疗银屑病也很有效，隔日照射1次，一般10～20次皮疹即可消退，复发率介于西药治疗与中医治疗之间。纯中医中药治疗银屑病，2个月为1个疗程，一般1～3个疗程可以治愈。每位患者的病情不同、皮疹类型不同、体质不同、既往治疗用药不同、发病原因不同、发病部位和面积等均影响治疗效果和疗程也不相同。少则1个月即愈，个别顽固的病人可能需要治疗半年以上。顽固性病例多与以往用药不当、反复发作、同时伴有身体其他疾病有关。纯中医治疗复发率最低。专业的皮肤科医生会根据患者的实际病情，对部分顽固难治的病人采用综合治疗。但一般不需要住院，也不需要输液。

（2）根据是初次发病还是反复发作多年，治疗所需时间不同

初次发病3个月内的银屑病患者，建议中药治疗，多数可以在1～2个月治愈，复发率很低。病程越长效果越慢。对于部分病情顽固的患者，需要配合光疗、外用药，会使皮疹加快消退。反复多年的银屑病患者，除了有抗药性、对药物治疗不敏感外，要看有无季节性，如果没有季节性可能预示着病情会更加顽固难治，可能需要治疗半年至1年。

（3）皮损类型、面积和部位都会影响治疗效果

急性点滴状银屑病，多数患者1～2个月即可治愈。斑片状银屑病也比较容易治疗。肥厚斑块如钱币状、地图状、大斑块状、疣状的银屑病就比较顽固，一般2～3个疗程（4～6个月）。有时皮疹面积越小，越顽固；皮疹面积大、分布于全身的相对容易治疗。非寻常型银屑病（红皮病型、关节病型、脓疱型、不稳定型）更加顽固，一般需要半年以上的时间治疗，反复发作的愈加难治。皮疹分

布在头皮、肘部、骶尾部、腋窝（腹股沟）、膝部、小腿胫前、掌跖部位（皮多、骨多、肉少）的较躯干部位的难治。我们还发现，轻症的患者（全身仅仅3~5处银屑病斑块，皮疹面积占体表面积3%以下）反而比全身性的银屑病治疗难治些，原因不清楚。不知道这个例子能否说明这个情况，比如大兵团作战、歼灭敌人可以做到，但对个别的敌对分子（特务或小偷）则不易彻底清除干净。虽不一定很恰当，但事实就是这样。

（4）是否用过激素或抗肿瘤药会影响治疗所需时间

如果曾多次使用过以上此类药物，会使病情更加顽固。多数需要综合治疗（中药+光疗+部分西药），疗程需要1年或更长时间。大部分的病人治愈后可以逐渐停药，少数患者仍需要长期维持治疗。

（5）患者是否配合也会影响治疗所需时间

本病需要三分治、七分养。患者能做到以下几点，将帮助患者尽快脱离痛苦、减少复发。包括预防感冒及上呼吸道感染、清除体内感染病灶、放松情绪（减少压力、避免紧张焦虑烦躁和情绪波动、心态平和、接受现实、不攀比、随遇而安）、生活规律（饮食清淡、规律进餐、不偏食挑食、睡眠充足、作息有序、夜间10点半前睡觉、适度锻炼、增强体质）、适当忌口（忌生冷黏滑、辛辣和甜食，减少高蛋白高脂肪饮食，进餐只吃七分饱，戒除不良嗜好）、不乱治和不滥用药、不追求速效、任何治疗方法在治愈后维持治疗2个月、以后每年春季和秋季巩固治疗（连续2~3年）、调整身体状态而不要过分关注银屑病皮疹、减少外用药对皮疹恢复更有利、不要过度清洁和搔抓摩擦、治疗要有耐心和信心，明明白白就医、避免上当受骗。

特别要强调的是，不要迷信广告、不要迷信专家。广告中有些药物、治疗方法、治疗手段等，真实性不高。你追求治疗效果，本无可厚非。但你却可能离风险（不良反应）越来越近。

18. 为什么有的银屑病患者长时间治疗仍不能痊愈

在银屑病治疗过程中，尽管多种方法都有效，西药、中药、外用药、光疗、针灸、拔罐、耳穴割治、各种偏方秘方等都有相应的意义，但为什么同一种病（甚至类型、分期、严重程度都相同）在不同人身上治疗结果完全不一样呢？以我们从事皮肤科临床20多年的经验看，部分银屑病患者积极配合医生的治疗，按时服药也按时复诊，严格忌口，心态调整的也不错，就是银屑病治不彻底，或者说反复发作、顽固难治。有时医生也很苦恼、不得其解。这里面有以下几种情况。

部分患者的银屑病病史很长，有的长达几十年，曾多次应用激素或抗肿瘤药，或者是一些不知名的药物（胶囊、药粉、药丸等），当时治疗有效，但皮疹消退后时间不久又开始发作。临床发现许多患者根本不知道自己在服什么药，也没有办法跟医生详细说明自己的用药经过；还有的患者刻意隐瞒自己的用药史。殊不知，经多次这样的治疗后，银屑病的皮疹就变得顽固了，对其他的一些药（比如中药）产生治疗抵抗。有时治疗需要半年，甚至1年时间的治疗才能基本缓解。这部分患者中，有的在经过纯中医中药治疗1～2个月后病情加重（皮疹增多发红、新发的丘疹斑块增多等），均与既往曾经用激素或抗肿瘤药有关，只是患者本人不知道而已。相反，而从未经上述药物治疗的银屑病患者多数都在2～3个月内就治愈了，而且复发率很低。

局限性银屑病患者，皮疹局限于头皮、肘部、骶尾部、小腿等，仅3～5处红色斑块鳞屑损害。一直维持一种病情很轻的状态，皮疹面积可能也就占体表面积的1%～2%，也就是1～2个手掌大小的面积。虽然这种类型的银屑病病情很轻，西医将其划分为顽发轻型，但治疗上却是相当顽固的。这样的患者看似很轻，但有时确实治疗很长时间。可谓是病情虽轻、治疗难度不小。

另外，患者除了银屑病之外，还伴有其他疾病，并且这类疾病相互联系可能影响了银屑病的恢复。患者除了肝胆、心肾器质性病变外，比如时常头晕心慌、易疲劳乏力、抑郁症或焦虑症、胃肠功能障碍、气血不足、常反复感冒、月经不调、其他慢性感染灶、过敏体质等，这些疾病影响了机体各系统的和谐状态，这种内环境稳态失衡导致银屑病顽固难治。这种内环境的动态平衡是维护生命健康活动的重要条件。一旦失去平衡，就容易激发银屑病基因的表达，导致银屑病的反复发作或迁延不愈。所以，我们常对患者讲，一个矛盾（仅仅是皮肤病）好解决；如果两个或多个矛盾（体内有其他疾病或某些紊乱）在一起，而且矛盾之间相互联系的话，治疗难度就会增加。

本病是典型的心身疾病，这是世界公认的。由于患者认识不足，患病后往往出现紧张、焦虑、烦躁、恐惧、不安、孤独、郁闷、怨恨甚至绝望等不良的情绪反应，加上多年来老百姓的那种对银屑病"讳莫如深"的社会心理，更加剧了这种身体病变的精神伤害。有的人患病后不敢面对疾病和今后的生活，加上经过治疗后效果欠佳的打击，更是陷入绝望之中。这是由于人们常常在疾病面前表现得非常不理性所导致的。临床经验表明，部分银屑病患者的"短板"，就是他的精神心理状态，包括认知、个性、情绪、心态等。这种"短板"严重影响到患者的康复，只不过是很多患者不了解而已。银屑病治疗前要先"救心"，涉及医患双方及患者家属和朋友，但当事人自己往往更重要，所以银屑病患者要丢掉消极、悲观等不良情绪的影响，要宁神定志、接受自己、珍爱自己、自我激励、主动乐观、信心十足，积极培育机体自愈力并使其发挥出来。要相信：积极的意愿可以转化成积极的康复动力，产生积极的结果。

以我们的经验，绝大多数银屑病可以治愈，但患者和家属一定要稳定情绪，提高认知，积极乐观地面对本病，不能有病乱投医，要把"长久疗效、控制复发、维护身体和心理健康"放在首位，关注身心整体健康状况，以整体和谐促使皮疹恢复，不仅仅盯着皮疹，不要追求速效，否则有可能会造成后期的病情加重、反复发作，变得顽固难治。

19. 治疗银屑病，选中药还是选西药

（1）关于临床疗效

有研究重点分析了银屑病治疗方面可得到的文献，数据来源于1995—2009年中国生物医学文献光盘数据库的论文，涉及的文献有75篇。尽管数据可能久远了一些，但也能说明问题。

中医治疗银屑病，内服中药汤剂临床总有效率（痊愈+显效+有效）达83.1%～97.3%，平均总有效率为91.4%，而愈显率（痊愈+显效）达72%～93.1%，平均愈显率为84.5%；内服中成药总有效率（痊愈+显效+有效）达75.1%～93.2%，平均总有效率为83%；外用中药膏剂治疗局限型或斑块型银屑病总有效率达72.6%～88.9%，平均总有效率为79.5%；中药浸浴疗法治疗银屑病总有效率达79.7%～91.8%，平均总有效率为89.2%；在疗程方面，中药汤剂临

床痊愈疗程为1~5个月，平均3个月，对于首次发作银屑病，临床治愈疗程平均1.1个月；中医治疗脓疱型银屑病消退最快，平均11.2天，寻常型银屑病红斑消退比较快，平均为15天，其次为瘙痒症状控制在20.3天，斑块消退比较慢，平均1.8个月，关节病型之关节疼痛消退最慢，在3~4个月；在复发率方面（本文统计为6个月复发率），中医复发率达4%~12.8%，平均8.9%。

西医治疗银屑病内服药物控制症状比较快，临床有效率相对高，但复发率更高。很多患者需要长期口服治疗银屑病药物。治疗寻常型银屑病，口服甲氨蝶呤，临床用药10周总有效率平均53.1%，20周总有效率平均80.1%，肌注甲氨蝶呤注射剂有效率为84.5%，治疗关节病型银屑病20周总有效率平均为73.2%；口服阿维A治疗寻常型银屑病，10周总有效率平均79.1%，20周平均为81.5%；环孢素A口服治疗银屑病可迅速缓解症状，减轻皮损，4周临床治愈率可达90%左右，有效率接近100%，特别对于红皮病型、脓疱型及关节病型银屑病疗效甚佳；皮质类固醇制剂多用于其他方法治疗无效的患者，仅用于红皮病型、关节型、脓疱型，疗效不理想。在疗程方面，西药控制症状较快，疗程在1~4个月，平均为2.1个月，同样统计文献发现，对于首次发作寻常型银屑病，临床治愈疗程（仅以甲氨蝶呤统计）平均为0.8个月，红斑消退较快，平均为14.2天，斑块消退相对慢，平均为21天；外用西药膏方面，皮质类固醇激素制剂有效率平均为73.28%，卡泊三醇软膏有效率平均为74.6%，NB-UVB光疗平均有效率在84%~91%；复发率（停药或减药过程中，本文统计为6个月复发率），甲氨蝶呤复发率平均为18.2%，阿维A复发率平均为21.2%。环孢素停药6~16周后银屑病又复发。

综上比较中西医治疗银屑病，中医较西医治疗银屑病疗程稍长，起效慢，但复发率低。

（2）关于不良反应

俗话说"是药三分毒"，中西医治疗银屑病均有一定的不良反应，及时发现其不良反应，及时纠正治疗方案，不仅治疗了银屑病，而且减少对患者的伤害。本内容数据来源于1995—2009年中国生物医学文献光盘数据库的论文，涉及的文献有64篇。

中医治疗银屑病发生不良反应较少，当然不除外民间治疗银屑病发生不良反应不报者，其中内服药肝脏损害者（主要为雷公藤）占0.02%，肾脏损害者（主要为关木通、防己、汞制剂）占0.01%，腹泻者占13%，中药过敏者（主要为虫类药）占7%；外用中药制剂发生皮肤过敏或刺激者占12.1%，其中瘙痒占9%、灼热占2%、刺痛占1.1%，没有发生皮肤萎缩及多毛现象者。

西医治疗银屑病发生不良反应较多，胃肠道不良反应（腹泻、食欲缺乏、恶心、呕吐）、瘙痒、高血压、口腔炎、一过性白细胞减少、脱发、皮疹、头痛、全身倦怠、肝纤维化等；内服西药肝损害者（甲氨蝶呤、雷公藤多苷片）占9.8%。口服阿维A不良反应发生率依次为唇干、唇炎、皮肤干燥、瘙痒、脱屑、三酰甘油（TG）升高、胆固醇（CHO）升高、眼干、丙氨酸转氨酶（ALT）增高；环孢素主要表现为肾毒性和神经毒性；外用皮质类固醇制剂者皮肤萎缩占27%，多毛现象占15%，毛细血管扩张占22%；卡泊三醇软膏表现为皮肤刺激等过敏反应，表现为灼热占10%、刺痛占8%、瘙痒占15%。

（3）笔者总结

对于银屑病，所有的治疗方法多少都会有些不良反应，所谓的没有任何不良反应的治疗，有些不切实际，夸大其词。不可能有没有不良反应的治疗，只是有不良反应大小的区别，或者说有的治疗方法的不良反应，就像是一个人受到了外伤，看上去很可怕，比如瘢痕，但对身体整体情况其实影响并不大；而有的治疗方法的不良反应，就像是一个人受到了内伤，外观看不出明显的问题，但其实损伤在内脏（这是内伤、没有察觉），甚至有的几年，十几年后出现并发症。临床上因银屑病乱治或滥用药物导致肝炎后肝硬化、骨髓造血功能下降、肾炎、股骨头坏死、月经失调、发生恶性肿瘤等不良反应的案例，屡见不鲜。中药与西药治疗银屑病各有优势，均有利有弊，患者要在选择治疗方案时，要做到心中有数。

20. 为什么需要重新认识西医皮肤病专家

专家不是万能的，他的学术观点不都是对的，更不是永恒的。哲学上看，事物的发展总是符合这样一个规律：就是从不了解到了解、从不能解决到能解决。有时著名的研究机构解决不了，民间基层机构或个人能解决。

真正的中医并不多。目前许多医生打着中医的幌子到处骗人，这是事实。但我想说的是，尽管中医骗子不少，这并不妨碍中医治疗疾病有着实实在在的疗效。中医与西医的争论历时已久，这不是你我争论谁对谁错的这样简单一个命题。真正的中医利用中医中药能够治愈许多疑难疾病，这是事实。

对环境变化敏感的疾病或患者个体，或对天气不适应的患者，需要改善的是人的机体状态对环境的适应性，而不是改变环境或单纯的机械地压制人的疾病反应（应用抗过敏药物对抗治疗喷嚏、鼻涕反应即是此属）。中医在这方面是有作为的。我再举例：有人曾对160例寻常型银屑病患者进行了临床症状调查，发现83%的患者病情冬重夏轻。这样一个问题，中医与西医就有不同的认识：西医说这可能是冬季皮肤干燥、洗浴减少、机体出汗减少所致，并没有做更多细致的分析或研究。而是西医（现代医学）将大量科研经费花在了银屑病的基因遗传学分析、流行病学调查、免疫学研究、细胞因子检测、新药开发等。中医认识却不然，就银屑病而言，冬季发病或加重者，平素多为内有蕴热（血热或湿热），由于季节变化，外界由热变冷，寒气笼罩人体，寒为阴邪，主收引，令人体毛窍由宣畅转为闭阻，内热更加难以外散而炽盛，外发肌肤，而为红斑、脱屑、干燥，此即所谓"寒包火"，也正是寻常型银屑病每至秋冬发作或加重的病因病机。此为冬季型银屑病的一般证型，这是中医的认识。另外一种证型为平素并无内热，甚或虚寒体质，通常皮损为鳞屑性红斑或淡红斑，但舌质淡白而胖，苔白，脉弱，系阳虚外寒证（内外皆寒）。中医医生经过辨证采用辛温散寒，清热凉血或温阳散寒等方法能治愈银屑病，而且治愈后不易反复。还有，采用这样的方法治疗后病人体质得到明显改善。西医可以把银屑病治得临床痊愈，却不能改善银屑病患者对冬季复发或加重的易感性。中医不用抑制表皮细胞增殖分裂的速度，而是通过改善患者对季节的适应性达到治愈、治愈后不易反复的目的。中医治人、西医治病嘛。总之一句话，问题根源在于：中医西医认识不同、思路不同。当然，中医也不是万能的。既往有的中医辨证将银屑病辨为血热、血燥、血瘀，事实证明有的患者疗效不佳。后者那样的认识是有历史局限性的，中医也需要不断发展。

重新认识中医，需要我们努力。更需要的是，首先改变对中医的偏见。中医与西医各有利弊，两者理论体系不同。手术或微观检查，那需要找西医，中医肯定不行。整体辨治，那最好找中医。找中医看病，也不用看具体报告结果，根据舌脉辨证，中药内服或针灸，

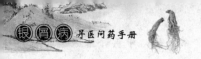

病可以看好了。这就是中医与西医的不同。中华民族几千年历史中，中医学对人们保健防治疾病有重要贡献。

21. 刘爱民教授是如何看待中西医结合的

中医是我国的传统医学，西医则是西方的舶来医学，二者在研究方法和研究思路上截然不同。目前，这两大医学在我国长期并存，为我国人民乃至世界人民的健康繁衍发挥着巨大作用。中医、西医各自存在着客观的优势和不足，二者均不能完全取代对方。中西医结合治疗对许多疾病具有优于任何一种疗法的治疗效果，因而受到广大患者的欢迎，皮肤病也是如此。中、西医如何取长补短，协同增效，是我们值得思考和研究的课题。

（1）不同的研究方法，共同的研究对象

大自然造就了人，不同的自然条件造就了不同的生活环境、不同的物种与人种、不同的饮食结构与饮食习惯，也各自形成了不同的思维方式，而不同的思维方式又产生了不同的研究方法和科学体系。因此，中国产生了中医，西方则形成了西医。中医注重整体，善于观其外而知其内，善于调整脏腑、气血、经络之间的内在联系，整体化、个体化治疗，其研究方法是宏观的、综合的、模糊的；西医则注重局部，善于观察研究具体的组织结构、由细胞到分子、由分子到核苷酸，步步深入，其研究方法是分析的、还原的、清晰的、言之有物，其治疗方法是单一的、靶点清楚的。但是，二者都以人为研究对象，殊途同归，均能预防和治疗疾病。

（2）中西医各自的长短

①中医之长短：由于中医是宏观地、整体地、动态地研究人体

和疾病，既认为人是自然界的产物，又认为"人身是一小天地"，外邪侵犯人体，疾病多是正邪交争的表现，其发病与内因、外因都有关系，但更注重内在因素，所谓："正气存内，邪不可干"，"邪之所凑，其气必虚"，"风雨寒热，不得虚，邪不能独伤人"。中医还认为，同一种邪气，侵犯不同体质的人，可以表现为不同证候，从而制订不同的治法和方药；中医的精髓是整体观念和辨证论治，证同则治法相同，证不同则治法也不同；因此，一种病可以表现出多种证候，其治法因证而不同，称为同病异治；而同一证候又可以出现于不同的疾病中，其治法也因证同而治法相同，称为异病同治。中医治疗疾病的药物多来自天然植物，也就是草药，这些草药经过医生的配伍组合，形成一个方剂，这个方剂主要针对某个证（不是单纯对病下药），通过整体调节，证去则病除。

◆ 中医之长：a.宏观地、整体地认识疾病；b.注重内因和外因相互作用；c.动态地认识和解决问题；d.个体化治疗；e.天然药物，多靶点综合调节，无明显不良反应，治疗较彻底。

◆ 中医之短：a.认识疾病较模糊，不清晰；b.个体化治疗，难以推广；c.与现代科技脱节；d.药物作用靶点多、环节多，起效慢；e.现代实验医学方法难于验证其疗效。

②西医的长短：西医起源于实验，为实验医学，采用分析的方法进行观察和研究，注重微观，言之有物，药物靶点清楚单一，作用强，起效快。

◆ 西医之长：a.认识疾病较清晰；b.易于推广和大面积使用；c.可重复；d.起效快，作用确切；e.化学药物，可人工合成，批量生产。

◆ 西医之短：a.整体观念差，不注重各脏腑组织间的联系，只见树木，不见森林；b.注重外因，较少考虑内因；c.化学药物，不

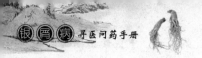

良反应明显，复发率高。

（3）中、西医如何配合

根据中、西医各自的优点和不足，皮肤病有些适合中医治疗，有些适合西医治疗。如真菌性、细菌性疾病，西药治疗效果较好，尤其是急性者；而对于一些变态反应性、内分泌性、自身免疫性及某些病毒性疾病则中医治疗效果较好，且复发率低。当某疾病西药治疗较好，则以西药为主，若西药有明显不良反应时，可配合中药治疗，以协同增效，并缓解西药的不良反应。当某病中药治疗较好，但起效较慢时，可考虑配合西药治疗，以加快疗效，缩短疗程。中西医结合的原则是：开中药时，完全按中医学的理论和诊疗方法，辨证用药，绝不能按照现代药理研究的有效成分组方；开西药时，完全根据西医的思维方法与诊疗方法开药。各循其道，殊途同归，协同增效。

（4）中、西医配合的优势

对于某些事物，1+1=2，而另一些事物，1+1>2。中、西医结合属于后者。

就患者而言，治愈疾病是最重要的，并不考虑用什么治疗方法或药物，尤其是疑难重病时。对于一位医生，天职就是救死扶伤，为患者解除病痛。面对一种病因不明，发病机制还未明了的疑难病患者，首先要做的就是有效地治疗。越是病因和发病机制复杂的病，越能体现综合治疗的优势，毕竟多一种治疗途径和手段，就多一些取效的可能。中、西医的研究对象相同，研究目的也相同，唯有治疗手段不同，两者结合是提高治疗效果的有效措施。病轻者，两者优选一种，或中或西；病重者中、西医合而攻之，单一的西医或中医疗法焉能与之相比？当然，中医与西医的配合必须是优化的、有序的、科学的。可见，我们作为皮肤专科医生若真正掌握了中医和西医两种医学，那么，我们治疗的空间将大大扩展，我们的治疗思维将空前活跃，我们的治疗手段和方法将明显增多，那么治疗效果也必然超乎寻常。

22. 陈凯教授是如何认识银屑病的

陈凯教授生前为北京市中医院皮肤科医生，他认为银屑病的治疗要遵循以下五点：一个原则，两个对待，三好三不好，四难四不难，五要五不要。

（1）一个原则

银屑病是一种无害于生命的疾病，千万不要用有害的方法治疗。银屑病本身并不危及生命，但因其皮疹分布广泛，病情反复发作，给广大患者的身心带来巨大的压力。众多患者寻求"速效"的方法治疗，但未注意到许多未经正规医生指导下擅自应用药物会对身体造成严重的不良反应。暂时的"速效"换来的却是永久性的伤害，得不偿失，只有疗效肯定，安全性高的"绿色疗法"才是患者的福音。

（2）两个对待

要像对待过敏一样对待银屑病，要像对待药物过敏一样对待银屑病。银屑病的诱发和加重与过敏有关，银屑病可以看作是机体对某种致敏因素的变态反应。临床所见银屑病的发病，部分与饮食过敏，吸入物过敏及过多频繁地接触生活日化品过敏有关，如有些患者于染发后皮损加重。亦有银屑病患者在用了某些药物后，出现皮损加重或复发，需考虑与药物过敏有关，这些药物当然也包括中药。

银屑病患者，在过敏状态发生时，往往并不表现为药疹特定的疹型，而仅表现为原有皮损的增多，加重与泛发。严重者可发展为红皮病型银屑病，脓疱型银屑病等。

银屑病是易于被激发的疾病，许多治疗的方法稍有不慎即可激发"扳机"，使银屑病像火山一样爆发。在疾病进行期，尤其要注意用药的安全性和可靠性。在用药途径上能口服的不肌注，能肌注的不静脉滴注，防止可能出现的多元过敏和交叉过敏；在药物选取种类上要能用中药的，不用西药；在中药品种的选择上，需慎用含蛋白质类、动物类的中药，如羚羊角粉、全蝎、水蛭等。因为这些异种蛋白有诱发机体自身免疫失调，引起超敏反应的可能。银屑病的治疗要简单，调动自身的修复机制，使皮疹逐渐趋向和缓，达到治病的目的。

（3）三好三不好

不治比乱治好，慢治比快治好，中药治比西药治好。银屑病是终身疾病，发病机制不清，目前尚未找到根治的方法。这就如同感冒一样，容易反复发作，感冒能引起患者头痛、肌肉酸痛、乏力、鼻塞、流涕、咳嗽等症状，患者倍感不适，严重者甚至可以诱发肺炎、脑炎、脑膜炎等重症，并且在抵抗力下降时常易复发。为什么非常普遍存在的感冒并未引起人们的过度焦虑呢？人们为什么不会用猛药重药去轰炸普通感冒呢？比较一下，就不言而喻了。感冒有一定自限性，且病程相对较短；而银屑病虽有一定的自限性，但病变主要位于肌肤，直接暴露于外界，是人们与社会交往的最直接最直观的第一道"风景线"，影响了人际关系的交往，影响了日常工作和生活质量。感冒能不能治好？感冒能不能永远不复发？答案显而易见。我们不妨把银屑病视为一场重感冒，只不过疗程稍长些罢了。

银屑病慢治比快治好。银屑病是一种慢性且易复发的疾病，有其自身的细胞动力学特点需要足够的时间才能战胜它，否则"欲速则不达"。我们的经验，寻常型银屑病宜2个月为1个疗程，需连续治疗2～3个疗程。

银屑病是一种原因不明的顽固性疾病，虽疗法不少，但终不能阻止复发。陈凯教授认为，对银屑病特别是难治型患者，宜从转变素有体质（如血热，血燥，血瘀，毒热，湿热，湿盛，寒湿，冲任失调，肝肾不足等）入手，结合分型辨证，个体化治疗。

中医学有悠久的历史，几千年的临床实践证实，中医药治疗银屑病确有疗效且不良反应少。中药取材于天然的动植物，经科学合理的炮制后应用于人体，符合天人合一的理论，符合现代社会强调"绿色疗法"的大趋势。中药治疗银屑病方法多样，包括内服中药汤剂、外用中药药膏、中药洗浴疗法等，有鲜明的民族特色，经大量实践，应用于临床有确切的疗效，得到了广大患者的认可。经中医药治疗，可以消除红斑，减少鳞屑，使皮疹浸润变薄，面积缩小，皮疹逐渐消退。

（4）四难四不难

①男性患者难治，女性患者相对不难治；②病程长且无季节规律者难治，病程短且冬季好发等季节规律者相对不难治；③既往治疗方法复杂的难治，治疗方法简单者相对不难治；④发于多皮多筋多骨少气少血部位，如头皮、小腿胫前、骶尾部、胸肋部、手背等难治，在多气、多肉、多血部位的肌肉较丰满，气血充足的部位相对不难治。

免疫存在记忆。银屑病用过重武器如糖皮质激素、免疫抑制药等攻击，再次复发，治疗就要升级。如此反复加强力度，既改变了银屑病冬重夏轻的固有模式，也增加了今后的治疗难度。临床资料表明，使用免疫抑制药，不仅危害健康，还会导致机体免疫自稳态的改变，使今后的治疗难度增加。对寻常型银屑病的治疗宜简单、安全、有效。既要考虑近期疗效，更要考虑远期效果。从银屑病是反复发作的终身病这一长远观点出发，应慎用或不用此类药物。中草药治疗银屑病有悠久的历史，效果显著，能延长复发时间，且无不良反应，是值得推广的疗法。另有资料表明，男性较女性抵抗中医药治疗，与既往使用免疫抑制药无关。联想到女性患者妊娠期皮损缓解，分娩后又复发，以及月经期皮损动态变化的情况，提示我们有必要进一步探讨激素水平在银屑病发病因素及治疗方面的影响。

（5）五要五不要

①要简单不要复杂；②要安全不要风险；③要缓和不要对抗；④要留有余地，不要斩尽杀绝；⑤要治人不要治病。

治疗银屑病首先要注重全局。要将暂时偏离正常状态的机体调整，不能仅盯在皮疹上。短时间把皮疹治疗下去，并不是目的，真正恢复身体健康，达到"阴平阳秘"才是医家的治本之道。银屑病切忌乱治。要治人不要治病，病愈人亡，才是悲哀。治疗要简单安全有效，切忌以牺牲身体脏器的健康来换取皮损的表面消退。治疗不能对抗。就如火山喷发、洪水决堤，疾病来临时，要善于疏导，引邪外出，尽量避免自身伤害。治疗到一定的程度，常残留少许皮损，临床称为"值班皮疹"。陈凯教授认为，凡是残留的皮疹，一定是顽固的、生命力旺盛的皮疹。有时全身大部分皮疹治下去仅用数月，而治疗残留皮疹需数年。况且在治疗过程中极易触发"扳机"，引起再次复发。不要为了追求完美而将之斩尽杀绝，要给毒素以出路。

总体来说，要以预防为主，治疗为辅；注意安抚，避免激惹；防止银屑病内在隐蔽的同形反应现象因诸多形式的不良刺激和创伤而诱发。银屑病如同海水潮涨潮落，复发与痊愈交替出现。放弃根治的梦想，摆脱无助和绝望情绪，科学地安排好自己的生活和治疗。

第三讲

医患交流语录

　　治病是医生的职责；治愈疾病却需要医患双方的努力，甚至多方的配合，还包括患者家属、单位（工作环境）等。所以治病是一件不容易的事，尤其是慢性顽固病。

　　医生在门诊工作繁忙时，没有时间为患者提供咨询，容易倾向追求近期疗效，治疗中一味强调或重视药物的作用，忽视社会心理因素，导致效果不佳，造成很大浪费。

　　皮肤病，有时不仅仅就是局部皮肤的病变，更多的是脏腑功能紊乱的外在表现。医生所需要做的就是，明察秋毫、透过现象看本质。可是，医生是凡人，他也有能力不及的时候，也有失误的时候。就像警察有时也会遇到悬而未决的案件一样，线索不明确、无法做到顺藤摸瓜。

　　治疗疾病（包括皮肤病），尽量找到可以信任的医生；配合医生治疗用药；身心放松、适度运动、饮食节制（少食或不食生冷、油腻、黏滑等食品）、生活规律、劳逸结合、避免不良嗜好、不能熬夜（夜间11时前睡觉）。尽管患病各有不同，注意事项也各不相同，以上为总体原则，不必拘泥某一项。还有，切忌过度治疗。多数皮肤病患者都存在过度治疗、乱治或滥用药的问题，给自己的身体造成潜在的"内伤"，比如胃肠道刺激、肝肾损害、血液病变、月经不调、骨质疏松甚至股骨头坏死等。

用药仅仅是治疗疾病的一个方面，如果患者精神情绪不放松、心态不能平和、生活不规律、饮食不节制、缺乏运动等，这样的话，再好的药也可能达不到理想的效果。治疗慢性疾病确实需要"三分治、七分养"。

再顽固的病，也有奇迹发生。这需要医生正确的处理，更关键的是患者的理解、配合和坚持。主要是患者对疾病的心态要平和，接受并放下，再有就是按医生的医嘱、并遵循疾病和自然规律去调整自己的状态。这样做，身体自然而然就像康复、痊愈的方向转化。

有些病须经患者配合，才能获得最佳效果。单纯靠用药治疗、患者不注意配合（情绪、饮食、心态、锻炼、体质、生活规律、预防感冒等）就难以取得很好的效果。日常生活中的配合（生活方式的调整）是非常重要的治疗方法之一。

我对患者就医之路的理解：得病之后，最好能明确诊断。确诊之后，是需要手术，还是需要服药或调理？需要看中医，还是需要看西医？患者或家属最好能做到心中有数，以免走太多弯路。有些病，西医治疗效果好。有些病，中医治疗效果好。疾病不同，有的需要猛治，有的需要缓治。如果反过来，就可能出问题，或者效果不好、或者会贻误时机、重者丧命。

有的患者说，对治疗自己的皮肤病已经没有信心了。因为患者自己已经看遍了国内的大专家、名牌教授多少次了，更有甚者说自己吃药已经太多了。我答：不是所有的病都是能在大医院解决的。有些病治不好，可能与治疗思路不对有关。对于疑难病不能确诊的，建议到大医院。多数慢性病，个人建议：确诊后在当地医院找可信任的医生、坚持配合治疗会有比较好的效果。

健康，来自合理的生活方式。除了包括良好的作息习惯、合理膳食结构、适当锻炼等，更重要的是心态、人生观、世界观，就是指如何看待世界（包括身边的人和事、疾病等）。

疗程需要多久？这个现实的问题，真的不好回答。疗程是死的，是人为规定的。但人是活的，人的疾病多种多样，而且每人的具体体质、饮食习惯、配合程度等都不一样，没有办法确定具体的疗程时间。

慢性顽固的皮肤病的确很难治。但能否取得疗效，有时也与患者的配合有关。我有时对患者说，您这病不好治，可能与您太聪明有关，老是想，如何追求速效呀？换一换主治医生呀？换个新药或偏方呀？跟着广告买药自服呀，往往"欲速则不达"，慢病需慢医，急不得。就像上学、升学考试一样，速成是个别现象，不是普遍现象。

治疗疾病，正如我们乘坐交通工具到达某地，是乘飞机？乘轮船？坐火车？开汽车？骑自行车？在多数时候，不可能既有飞机的快捷，又有自行车的便利。除非是专机，但必有费用高昂之弊。任何一法，有其利必有其弊。有时中医治疗虽然慢一些，但能相对比较彻底。所以想获得好的效果，就要忍忍中医的"慢医"吧。

做皮肤科医生久了，有一种感觉是农村人的病好治，因为他们很少吃药，实在不行了才去医院看病，基本是原生态的病，所以吃点药就好。不像城里人，天天吃那么多药，譬如银屑病，可能都把市场上的药用得几遍了，再取效是比较难的。所以，常有一种感叹：有病不治得中医（指有病不乱治、不滥用药）。

做一个皮肤科医生，经常看到有的患者为了消除暂时的症状而选择过度治疗（激素或抗肿瘤药等），不考虑自己的整体，甚至牺牲长远的健康作为代价。这种治疗方法，虽消除了症状，其实质是在害自己。医学要寻求真正的治愈，必须以人为本，整体与皮损兼顾，实现人体的"长治久安"。

医学的本质就是权衡利弊。目前对症治疗的技巧越来越高，比如退热药效果越来越好，止痛药越来越方便，到底对病人重获健康来说，是利还是弊？这个问题很少问及。如果不能判断人体自愈反应的底线，盲目加以干涉（用药、理疗、针灸拔罐、保健品等），对病人康复可能就会有负面作用。银屑病就是这样，有时皮疹出的多了、面积增大、痒加重了，不一定都是病情恶化，相反，是毒素外出的正常反应。这时，你需要压制皮疹吗？不需要。

银屑病的病因尚没有完全清楚。已发现与以下因素有关：感冒、咽炎、扁桃体发炎、情绪紧张、压力大、部分药物、代谢紊乱、免疫紊乱、内分泌、饮食不节或不规律、熬夜、不良嗜好、缺乏运动等。目前认为，银屑病是患者全身状态失衡的一种皮肤异常表现。所以，建议患者情绪放松、放下执着、内心清净，生活规律、清淡饮食、饮食节制、睡眠充足、作息时间合理、适度锻炼等，做到这些，对疾病康复、维护身体健康很有益处。

治疗银屑病不同于其他病，不能着急。别的病，可以快一些治疗追求速效，而本病不能着急。速效治疗的后果主要表现为不良反应大或容易导致今后的病情反复发作、更不易治疗。正是由于患者不了解这一点，造成部分患者反复发作、久治不愈。其中的原因在于滥治乱用药（主要是激素和抗肿瘤药）。

对于部分病人咨询的问题"这个病能不能治好呀，需要多长时间能治好呀？"，我不好回答，因为治病，不像是修路、建房子。建筑工期可以预测，劳动对象是固定不变的。但看病呢，人是灵活多变的，患者也是有七情六欲的，治病需要患者和家属的理解和配合，所以不好预测疗程和时间。当然，也有些疾病能预计治疗需要的疗程（如疥疮、体股癣、头癣、急性湿疹、急性荨麻疹、急性期的银屑病、局限性白癜风等）。我只能回答：我也想给你一个确切的答案。这个问题不好回答，我只能保证我尽心看、尽早解决您的疾病痛苦。

有些病，不能乱治滥用药。比如银屑病，能不能用激素？我们在临床中发现，对于银屑病，还是不用激素为好。内服激素或肌注激素都不宜应用，甚至外用的含激素类制剂（溶液或乳膏等）尽量也不用为好，尤其是急性期。为什么？这是因为，皮肤组织内的免疫活性细胞有记忆性，它会对激素类药物产生快速耐受，逐渐对这类药物不再敏感，只能选择作用更强的激素。就是说，一开始用弱效激素有效，但很快就不再有效了，只能换用更强效的激素，最后只好用最强效的激素制剂。以后，患者的皮肤病对其他的药（中药、其他不含激素类的药）不敏感，效果较差。本病难治因药邪，是因为既往用药太多、太滥，导致疾病愈加难治。所以专家常说，银屑病可以不治，切不可乱治或滥用药。

我有时会对患者讲：不要拿治疗感冒的心态来对待银屑病。感冒是一个急症，可以速治。银屑病是慢性病，急治速效往往需要用些激素或抗癌药，得不偿失。所以慢病需要慢治慢医，急不得。得了银屑病，就要有银屑病的心态。与疾病和平共处，从内心接受已经得病、"享受"得病这一过程，调整好自己的身心状态，正是这样，疾病往往就被"和谐掉了"，不治自愈事半功倍。

银屑病能否治愈不反复？答案：可以的，建议您中药治疗，而且是要分型分类治疗，对证下药，一人一方。中药处方可不能千篇一律。还有，就是想对银屑病患者说：除掉杂草容易，关键是如何不让杂草再生。这就是需要皮肤科医生，不能简单以让皮疹消退为主要目的，更应该注重整体调节"杂草"生成的体质环境才行。所以，我们常对患者说，银屑病可以治好，是因为我们治的不是银屑病皮疹本身，而是治疗您得病的身体。只有身体调整好了，疾病才可能不再复发。

我们每天接触不少的病人，感觉现在真是一个"造病"的时代。你看看有些人，不吃早餐或挑食或暴饮暴食，或者是晚上不睡早晨不起（学习、打牌、上网、玩手机等），或生活节奏加快、压力加大，或贪凉怕热，过度吹空调，或吃冷饮冰镇啤酒，或穿露脐装，或正餐不用零食一顿，或垃圾食品或过贪油炸甜腻之品，或欲念太多、思虑过多、紧张焦虑苦恼、放不下、内心不清净，加上空气、土壤、水资源的污染，等等，怎能让人不生病呢？身为医生也无可奈何呀。"医生，我的病能除根吗？给我用点好药吧，我不怕花钱。"，我说，医生开的药是次要的，您调整好自己的身体状态才是主要的、关键的。您自己才是最好的医生。

高血压、糖尿病、高血脂等这些代谢紊乱性疾病，为什么不易治愈？究其病因，就是多因素致病，而不是单因素致病。西药作用于发病机制中的某一个靶点，有效。但不是全部有效，也不是彻底治愈。这些病与生活方式有关，这包括生活规律方面、饮食方面、身体锻炼方面、情绪心态方面等诸多因素。患者不了解这方面的原因，或了解后不注重调整生活方式，仅靠用药控制血糖、血压、血脂的升高（检查结果上的），是不够的。中医虽有效，但患者不配合也是不行的。

银屑病为什么难治？为什么容易反复？实际上，这是因为机体的免疫、代谢紊乱，不是单一因素的病因所致。所以需要整体调整，改善体质内环境，不能单一靶向治疗。这时，采用中医整体治疗，会有不错的效果。我们接诊的很多银屑病患者已经证实了这一点。中西医结合比单纯西药治疗银屑病（牛皮癣）效果好，不易反复。

医学上，能根治的病不是很多。我们从医20余年常感到：为医者，多遗憾。疾病反复发作与个体体质差异、所处环境、饮食起居、心态与养生观念等均有关。尽管有些病与基因遗传有关，但生活方式（情绪、心理、饮食、睡眠、锻炼、嗜好等）更重要。所以不要认为与基因遗传有关的疾病就都无法治疗了。基因（种子）虽不能改变，但基因（种子）所处的环境可以改变，若环境不适合基因的表达，自然基因就不表达，或说疾病就不会轻易发生。白癜风、银屑病、湿疹（异位性皮炎）、斑秃、雄激素源性脱发（脂溢性脱发）等，皮肤科中这样的疾病很多很多。作为皮肤病患者或家属，一定要明白其中的道理。

现在的社会进步了，生活节奏、工作节奏也在加速；连患者治疗疾病，也要加速，也想着速治、速效。我们作为皮肤科医生，在没有办法的情况下，也尝试着做以下解释：您不是想着速效吗？我们可以给您提供。比如食物中催熟剂长成的西红柿、激素催着发育的肉食鸡（养40天即可出栏），您愿意食用吗？治疗皮肤病，也是这样的道理。给您用上激素、抗肿瘤药，您也会达到速效、快速控制疾病的目的。但毕竟有不良反应，毕竟是没有按照疾病本身的演变规律去用药，所以皮疹消退是暂时的，复发概率高，有时复发后更严重。劝皮肤病患者不要追求速效、别老是想着急功近利。建议尽量不用激素或抗肿瘤药，慢一些治疗银屑病更好，这是医生对您负责的表现。

中医对病因和病理的认识不如西医那么明确；但中医辨证用于分析人体对疾病"反应之表现"很是精到。感冒后，患者表现的寒与热不同的症状，是患者对病毒的反应。西医治疗感冒，抗病毒和对症处理；中医治疗感冒，就是需要辨寒与热，出汗与否，分别处理（如麻黄汤与桂枝汤适合不同的患者）。中医治疗疾病，是顺应机体的本能，顺势而为。

中药、西药，各有利弊。根据病情需要，合理选择。我们是主要用中药来治疗银屑病的，一人一方，仔细辨证，对证下药。效果还不错，多数病人控制良好，有的患者治疗后多年不复发。用西医的循证医学看中医，这个思维值得商榷。中医与西医不是一个体系，不能用循证医学的结论评价中医。正如，不能用面包的标准来评价中国传统食品粽子一样。

第四讲

经典病例疗效分析（附彩色照片）

病例 1

邢某，男，17岁，2013年9月3日来诊。该患者患银屑病已有5年余。

期间曾有2年未见反复。此次复发原因不详，自诉可能与感冒、咽痛有关。来诊时，正在服用"雷公藤片、罗红霉素、消银颗粒"，外用"卡泊三醇、复方丙酸氯倍乳膏"，效果不佳。现全身红色丘疹、斑块，上覆较厚的鳞屑。下肢有小斑块。舌偏红，苔薄，脉略弱。

辨为血分热毒，外发肌肤。宜清热解毒、凉血活血，用生地黄、麦冬、玄参、石膏、知母、牡丹皮、赤芍、白花蛇舌草、生枳壳、水牛角（先煎）、栀子等中药，煎汤剂，每日1剂。嘱患者停用原来的药物，清淡饮食，注意劳逸结合。

治疗1个月后，皮疹面积扩大，但颜色明显变淡，皮疹中央变薄。上述方剂随证加减、坚持治疗3个月余皮疹全部消退。

次年秋季预防时拍照片，未见反复。

患者治疗前后对比见图4-1至图4-4。

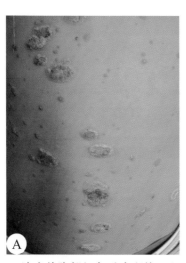

A. 治疗前胸部红色丘疹斑块，上覆鳞屑，不断有新发的皮疹。病情处于进行期

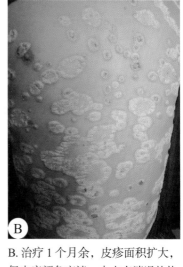

B. 治疗1个月余，皮疹面积扩大，但皮疹颜色变淡，中央有消退趋势

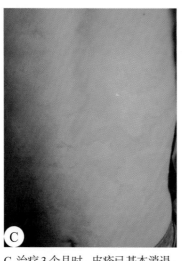

C. 治疗3个月时，皮疹已基本消退，原皮疹周围有淡红色斑点呈地图状

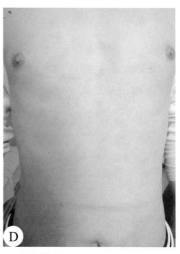

D. 治疗结束后1年的照片（腹部）

图4-1　病例1（1）

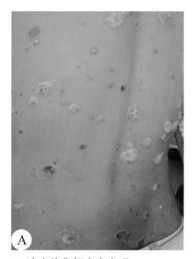

A.治疗前背部皮疹表现

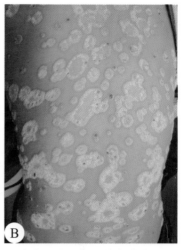

B.治疗 1 个月余，背部皮疹已开始好转

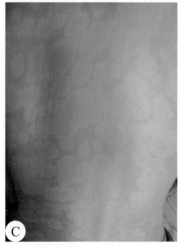

C.治疗 3 个月时，背部皮疹已经消退，留下色素减退斑

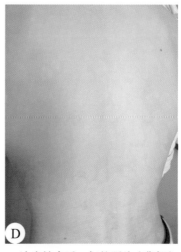

D.治疗结束后 1 年的照片（背部）

图 4-2　病例 1（2）

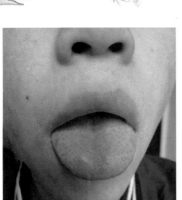 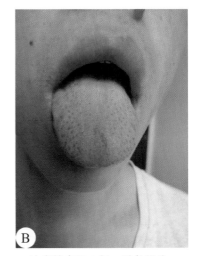

A. 治疗前舌象照片

B. 治疗结束后 1 年，舌象照片

图 4-3　病例 1（3）

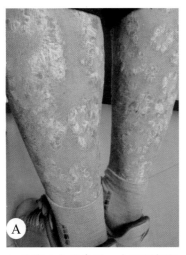 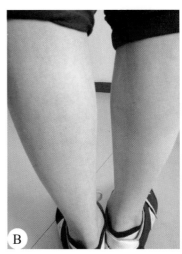

A. 治疗 1 个月余时，小腿屈侧的皮疹照片

B. 治疗结束后 1 年的照片（小腿屈侧）

图 4-4　病例 1（4）

病例 2

杨某，男，52岁。头皮鳞屑性斑块伴轻痒20余年，于2013年4月14日来诊。

患者患病后曾在多家医院就诊，均被诊断为银屑病，用过多种药物，治疗有效，但易反复。冬季加重，夏季减轻。患者诉时有胃胀、体倦，常口干、苦，咽痛。

皮肤科所见：头皮内或发际处大片鳞屑性斑块，束状发；躯干四肢可见散在点状丘疹和少许鳞屑性小斑块，奥氏征（+）。舌淡胖，暗瘀斑，苔薄腻。脉弦。

根据以上情况，辨为阳虚、湿热夹瘀血；治则以温阳健脾除湿、凉血解毒为主，以炒桃仁、红花、生地黄、当归、赤芍、黄芪、黄芩、鬼箭羽、黄柏、熟附子、桂枝、桔梗、僵蚕、白芷、乌梢蛇、地龙等组方内服散剂治疗（上述中药打细粉，温水送服，每次6g，每日3次），为什么用散剂？患者常年在外地打工，没条件煎煮中药汤剂。嘱患者停用一切外用药。坚持内服散剂，治疗3个月后头皮、背部斑块变薄、中央变平变淡趋势；加减治疗半年后皮疹基本消退。随访2年未见复发。

患者治疗前后对比见图4-5至图4-6。

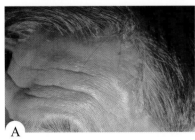
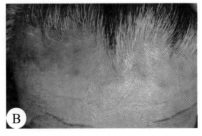

A.治疗前，头皮发际处红色斑块鳞屑损害

B.治疗6个月后，皮疹基本消退，留下色素沉着

图4-5 病例2（1）

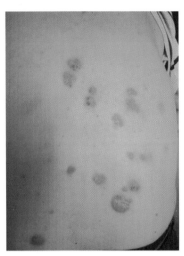

A. 治疗前，背部红色斑块鳞屑损
害，呈钱币状

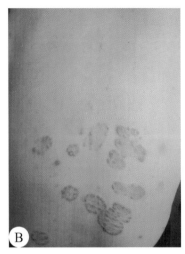

B. 治疗 3 个月后，背部的皮疹中
央开始消退、变薄变淡，鳞屑减少

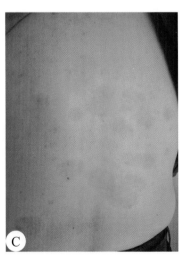

C. 治疗 6 个月后背部皮疹已经消退

图 4-6　病例 2（2）

病例 3

徐某，女，6岁，河南内黄人。因全身皮肤起丘疹斑块鳞屑来诊。其祖父有银屑病史。查体见患儿双侧扁桃体Ⅱ度肿大，舌淡红，苔薄腻。家长诉患儿大便日1次、偏干。患儿病史比较简单，未经治疗用药。诊断为银屑病。

我们给予清热凉血、健脾除湿类的中药汤剂内服治疗，没有给外用药。中药有生地黄、牡丹皮、赤芍、紫草、苍术、薏苡仁、连翘、白花蛇舌草、茯苓、炒麦芽等加减治疗，治疗3个月后皮疹消退。停药后1年随访，患者皮疹无反复。

患者治疗前后对比见图4-7至图4-8。

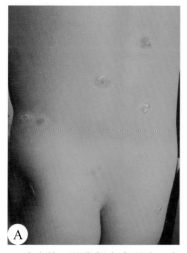

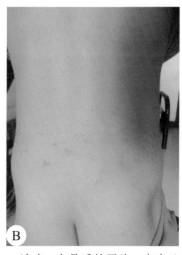

A.治疗前，腰背部皮疹照片，表现为红色斑块鳞屑损害，呈钱币状，处于进行期

B.治疗3个月后的照片，皮疹已经消退

图4-7　病例3（1）

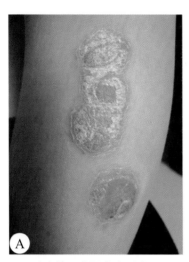

A., 治疗前，小腿皮疹照片

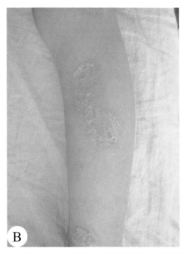

B. 治疗 1 个月余后的照片，小腿
皮疹也在好转

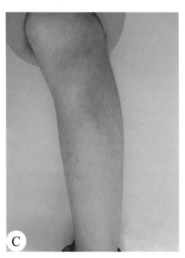

C. 治疗 3 个月后小腿的皮疹已经
消退

图 4-8　病例 3（2）

病例 4

王某，女，21岁，河北永年县人。全身鳞屑性红斑15年，加重6个月，于2012年9月3日由家长陪同来诊。患者6岁开始发病，因自卑仅上小学至三年级，几乎每年都到医院或皮肤科诊所看病，而且每次都能坚持服药治疗，多数都是听到医生说"我没有办法了，你找其他医生再看吧"，这时家长才肯找其他医生治疗。并说，西药、中药用得太多了，不计其数。最长一次曾连续服中药汤剂超过2年，几乎是每天服药，仍效果不佳。

皮疹表现为头皮、躯干、四肢暗红大斑块状损害，鳞屑多。诊断寻常型银屑病无疑。患者诉素日怕冷，手足逆冷，口中有异味，纳差，易疲乏，大便不干，但3～4天1行，小便如常，月经规律，量少、无痛经但有血块，舌淡，舌尖红，苔白腻，脉略细弱。

问及患者生活习惯时，了解到：患者祖父、祖母过度溺爱孙女（患者），平时娇生惯养严重，患者白天不起，晚上不睡（白天可能中午12点才起床，晚上12点还没有睡觉）；饮食不规律，有时1天吃1顿饭，有时仅吃零食，曾连续1个月几乎只吃方便面；几乎不参加劳动、体育锻炼，常常在家看电视、玩手机游戏，很少参加社交活动等，现在也没有工作。

笔者对患者和其家长讲，治疗银屑病需要全身心、多系统调整，才能治疗得更好、效果才能持久，如果不纠正患者的生活习惯、不着眼于改善体质，仅仅服药治疗银屑病，很难取得长远满意的疗效。经耐心解释、沟通，家长表示理解，患者愿意配合治疗。此后治疗过程中，每次复诊都会问及患者的生活习惯情况、参加体育锻炼情况、饮食情况等，以督促其纠正、调整以往的生活习惯。

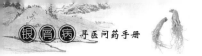

　　另外，治疗采用气血双补、兼清郁热的思路，也没有用外用药。中药用十全大补汤加小剂黄连解毒汤，加少量理气药解郁。药用熟地黄、生地黄、当归、赤芍、川芎、茯苓、生白术、党参、黄芪、黄连、栀子、黄柏、黄芩、炙甘草、香附、陈皮等加减，服药2个月后头皮红斑鳞屑变淡变薄，全身暗紫红色斑块中央开始有消退趋势。随着患者坚持配合，效果越来越好。治疗5个月时，皮疹已经全部消退。后来巩固治疗2个月。第2年电话随访时，家长告知医生，患者到天津打工，病情一直很稳定、没有反复。

　　该案例说明，部分银屑病长久不愈可能与不良的生活习惯导致免疫紊乱有关，皮肤科医生要对患者的饮食习惯、体质状态、是否熬夜劳累等加以了解，并告知患者治病防病的注意事项，适当配合药物治疗，促进疾病早日康复，并取得较满意的长远疗效。

　　患者治疗前后对比见图4-9至图4-13。

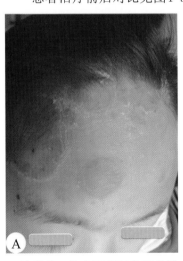

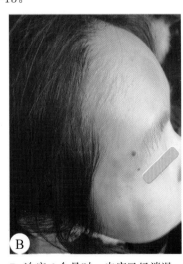

A. 治疗前，头皮面部红色斑块鳞屑损害

B. 治疗6个月时，皮疹已经消退

图4-9　病例4（1）

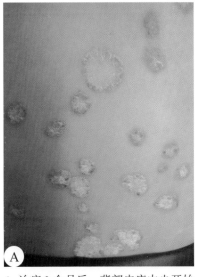

A. 治疗 2 个月后，背部皮疹中央开始
消退

B. 治疗 6 个月时，背部皮疹已经消退

图 4-10　病例 4（2）

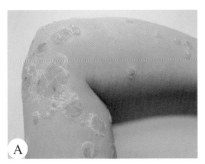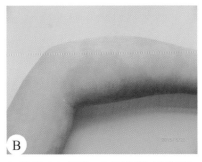

A. 治疗前，上肢暗红色斑块鳞屑损害，
大小不一

B. 治疗 6 个月时，上肢皮疹已经消退，
留有色素减退斑

图 4-11　病例 4（3）

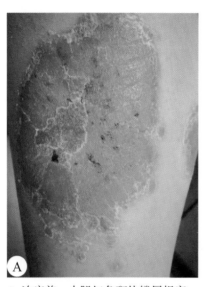
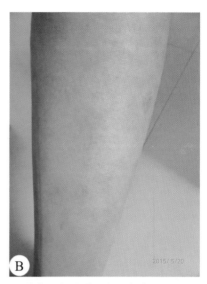

A. 治疗前，小腿红色斑块鳞屑损害，呈大斑块状

B. 治疗6个月时，小腿皮疹已经消退

图4-12　病例4（4）

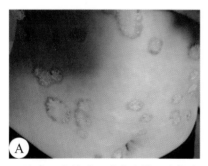
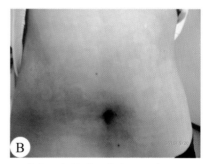

A. 治疗2个月后，治疗有效，腹部皮疹中央开始消退

B. 治疗6个月时，皮疹已经消退

图4-13　病例4（5）

病例5

赵某，男，9岁。河北磁县人，2015年1月10日来诊。家长代诉，患儿全身皮肤点滴状皮疹伴痒1年，加重1个月，来我院就诊，曾使用多种西药、中成药治疗，做药浴和紫外线光疗，治疗有效，但停药不久即复发，故来我院就诊。

就诊时，皮疹主要是全身分布的红色或淡红色斑点，上覆鳞屑，有时痒，部分皮疹有同形反应。下肢暗红色、淡红色斑点和斑块较多。舌淡红，苔白腻，脉沉。

辨为血热夹湿。治以清热凉血、除湿解毒。用药紫草、漏芦、黄芩、陈皮、土茯苓、白花蛇舌草、鸡矢藤、泽泻、生地黄、牡丹皮、薏苡仁、炒麦芽等，服药1个月后大部分皮疹干燥、脱屑、基底不红，皮疹逐渐变薄变淡。处方适当加减，治疗3个月，皮疹就基本消退了。嘱患者避免感冒、勿挑食、增强体质等，随访观察1年未复发。

患者治疗前后对比见图4-14至图4-16。

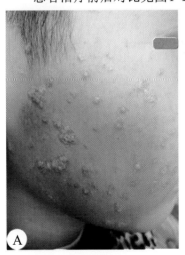 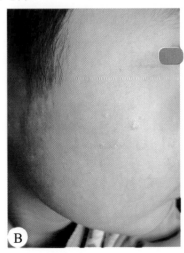

A. 治疗前右侧面部照片　　　　B. 治疗后右侧面部皮疹已经消退

图4-14　病例5（1）

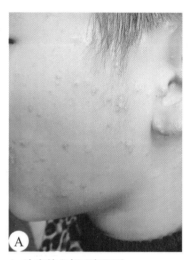

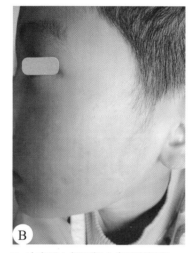

A. 治疗前左侧面部照片

B. 治疗后左侧面部皮疹已经消退

图 4-15　病例 5（2）

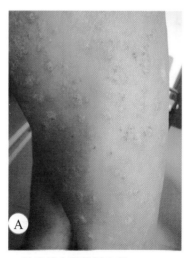

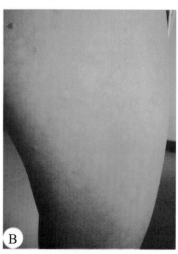

A. 治疗前右股外侧皮疹

B. 治疗后右股外侧皮疹已消退

图 4-16　病例 5（3）

病例6

崔某，男，37岁，邯郸市丛台酒厂职工，2014年11月18日来诊。

患者因全身红斑鳞屑伴瘙痒1年余，曾在当地某医学院附属医院皮肤科治疗1年，诊断为银屑病，医生给予口服阿维A、银屑灵膏、转移因子等，并肌注薄芝注射液，隔日1次，外用扶严宁、曲氯乳膏等，治疗有效，但停药后反复。又在某皮肤科诊所服中药汤剂2个月，效果不佳，经同事介绍到我院就诊。查体：皮疹可见，头皮、面部、躯干、四肢有散在的红色斑片或斑块，上覆鳞屑，皮疹仍在不断增多。经问诊，患者诉冬季易感冒，有轻度慢性鼻炎，易上火，易口干、鼻干结痂等，有时着急烦躁，胃有时怕凉，烧心，饮食尚可，大小便正常。脉弦滑，舌红，苔黄略腻。

初诊辨为血热夹湿，宜清热除湿、凉血解毒。处方：石膏、知母、水牛角（单包）、生地黄、牡丹皮、赤芍、地榆、土茯苓、白花蛇舌草、薏苡仁、栀子等，水煎服，每日1剂。上述方剂加减治疗2个月，再无新发皮疹，头皮面部皮疹好转；膝部有斑块鳞屑，基底已不红。后来，查舌淡，苔白腻厚、脉弦滑。中药去石膏、水牛角，加茵陈、茯苓、泽泻加强利湿作用，治疗4个月时皮疹已经完全消退。治疗期间，曾因感冒用柴胡桂枝汤3剂药加减治疗。次年秋季，皮疹无反复，再次拍照记录。

患者治疗前后对比见图4-17至图4-19。

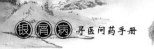

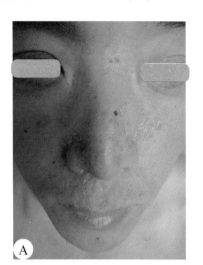

A.治疗前，面部鼻及鼻周红色斑片，鳞屑不多

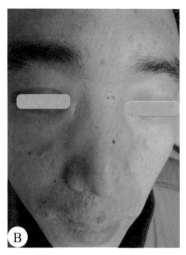

B.治疗中，面部皮疹明显消退

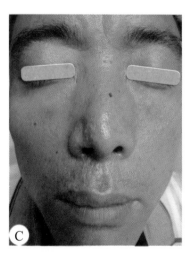

C.治疗结束后半年的照片（秋季预防时拍照）

图4-17　病例6（1）

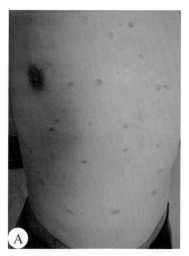

A.治疗前,胸部散在的红色小斑块,正处于进行期,皮疹在不断增多

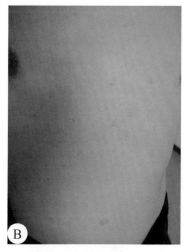

B.治疗中，胸部皮疹颜色变淡，鳞屑减少，已明显好转

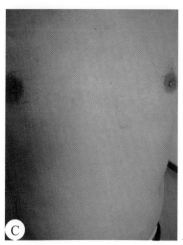

C.治疗结束后半年的照片（秋季预防时拍照）

图4-18　病例6（2）

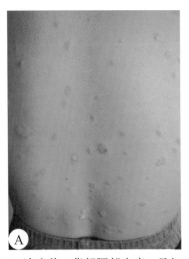

A.治疗前，背部腰部皮疹，呈红色小斑块，散在分布

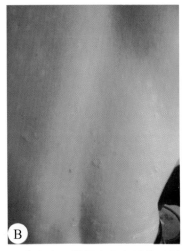

B.治疗中，背部皮疹大部分已经消退

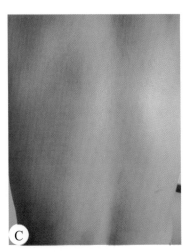

C.治疗结束后半年的照片（秋季预防时拍照）

图4-19　病例6（3）

病例7

龚某，男，58岁，河北邯郸市人。全身鳞屑性红斑3年余。曾在当地及多家医院治疗，诊断均为寻常型银屑病。具体治疗用药不详，疗效欠佳。糖尿病病史10年，目前每日注射胰岛素40单位。右侧股骨头先兆坏死。皮疹以四肢为重，表现为大片红斑、鳞屑，瘙痒剧烈，躯干有少数红色斑片，鳞屑不多，双小腿皮疹更为严重，表现为大面积鲜红色斑片，鳞屑不多，有抓痕，表皮有萎缩，考虑为长期外用激素类药膏导致的激素依赖性皮炎、皮肤萎缩，即嘱患者停止外用药，减少洗浴。

患者另诉，素日怕冷，口干口渴，喜热饮，进食冷物后易腹泻，夜尿3～4次，有时足心发热，裂纹舌，舌红，苔少、白糙，脉滑数稍弦。六经辨证为阳明太阴合病，津液已伤。给予竹叶石膏汤加减。

服药20剂后，躯干有新出粟粒大小红丘疹，有时鼻衄。病人以为病情加重，故放弃治疗，但我们考虑是毒邪外出之势，做好患者思想工作，说服其继续服药。观察小腿的皮疹颜色已变暗，患者诉瘙痒剧烈、难以忍受，我们强调外用激素对本病长期缓解不利，要求患者不再用外用激素类药，但可以外用保湿剂（橄榄油、尿素乳膏等）。

服药40剂时，诉瘙痒减轻，鼻衄减轻，基本不再有新出皮疹，皮疹颜色变淡，鳞屑减少。口干、口渴减轻，舌红、苔白腻，苔部分剥，脉滑数。另患者血糖较服药前降低。

治疗3个月时，全身皮疹已全部消退，小腿皮肤也恢复正常。（以小腿皮疹照片为例，其余部位的照片略）。

患者治疗前后对比见图4-20。

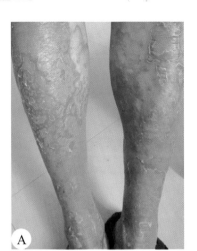

A.治疗前，小腿鲜红色斑片，鳞屑不多，皮肤变得菲薄，瘙痒剧烈，有抓痕，考虑与长期外用激素类制剂有关

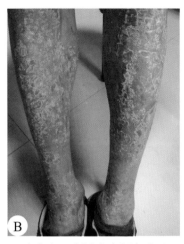

B.治疗中，小腿皮疹颜色变暗，基底仍暗红，上有鳞屑或痂皮

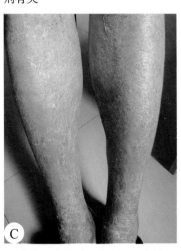

C.治疗1个月时，皮疹已经变淡，红斑鳞屑损害明显减轻，未见抓痕

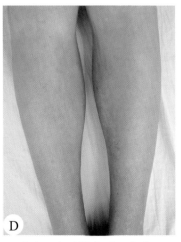

D.治疗3个月结束时，皮疹已经消退，恢复正常皮肤

图4-20　病例7

病例8

侯某，男，49岁，河北邯郸县建筑工人，全身红斑鳞屑3年，加重10余天。3年前无明显诱因头皮鳞屑增多、轻度瘙痒，后头皮上出现红色丘疹或斑块，逐渐泛发全身。曾就诊多家医院，诊断为银屑病，连续治疗半年，疗效欠佳，时轻时重。

患者为农民，体壮实、身体无明显不适，大便日2～3次，不成形，舌淡胖，尖略红，苔厚腻，脉偏弦。辨为脾虚、湿热蕴肤证。治宜健脾、除湿、清热。处方除湿胃苓汤加减。药用苍术、炒白术、陈皮、厚朴、炒枳壳、茯苓、泽泻、车前草、薏苡仁、砂仁、土茯苓、黄柏、牡丹皮、丹参等。没有用外用药。治疗20天，无新发皮疹，原来的皮疹颜色逐渐变暗，鳞屑减少，舌淡胖、苔白腻更明显，处方仍以健脾除湿为主，兼以理气清热，治疗2个月，皮疹已基本消退。次年秋季皮疹无复发。

患者治疗前后对比见图4-21至图4-23。

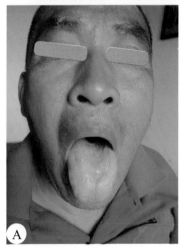

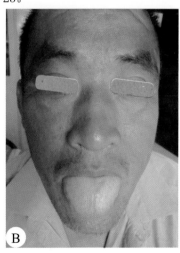

A.治疗前舌象照片，眉部也可以见到皮疹

B.治疗中舌象照片，眉毛处的皮疹已经消退

图4-21 病例8（1）

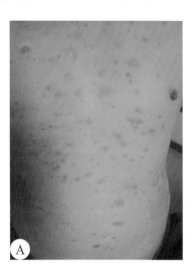

A. 治疗前照片，胸腹部红色斑块
或斑片，有少许鳞屑

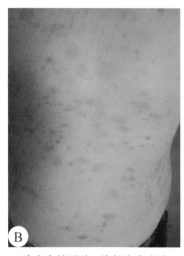

B. 治疗中的照片，胸部皮疹变淡、
变薄，鳞屑减少

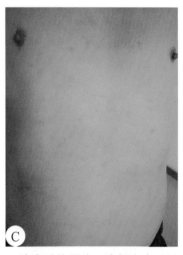

C. 治疗后的照片，胸部皮疹已经
消退

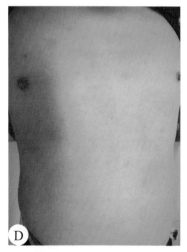

D. 治疗结束后 1 年的照片

图 4-22　病例 8（2）

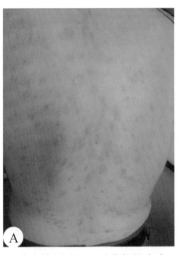

A. 治疗前照片，显示背部的皮疹

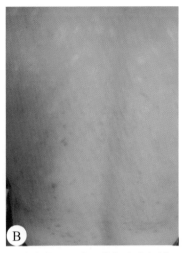

B. 治疗中的照片，背部皮疹好转

C. 治疗后的照片，背部皮疹已经消退，留有轻度的色素减退斑

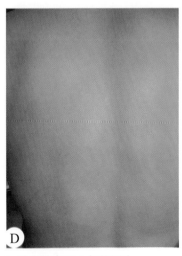

D. 治疗结束后 1 年的照片

图 4-23　病例 8（3）

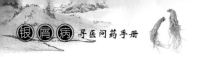

病例9

李某，男，23岁，全身反复发作鳞屑性红斑10年余。患者10年前因感冒发热而诱发本病发作，当时肌内注射曲安奈德注射液连续用过半年，皮疹得到控制，后因不良反应明显出现肥胖、满月脸、多毛等而停用该药。后来又在多家医院、诊所就诊，用过多种药物治疗，中药汤剂、不知名也不知成分的胶囊。在某医院连续服用甲氨蝶呤1年余（每周10～15mg），有效，但反复发作。自诉冬重夏轻，感冒后易加重。目前，自行口服"阿维A"已1个月余，每日30mg。患者精神负担特别重，以为治疗无望，今来我院就诊，也是抱着最后一线希望。

本例患者诊断银屑病无疑。皮疹为红斑鳞屑，基底红或暗红，鳞屑不厚。皮疹泛发全身，皮疹面积占体表面积的70%，遇冷痒加重。患者素日畏寒，口不干不渴，喜热饮，咽不利，不咳嗽但有痰，活动出汗少，大便每日1～2次，小便夜间1～2次，小便清长，舌淡胖，苔薄，齿痕明显，脉浮有力，重按弱。

辨为阳虚水湿不化、郁于肌表化热化毒。这种类型临床较少，银屑病一般中医辨证为血热、血瘀、血燥等证型，但本患者过去治疗非常复杂，导致本病顽固难治，并失去了银屑病原来的"发作-高峰-平台-好转-消退"自然规律，因为患者畏寒肢冷，夜尿多，舌淡胖齿痕明显，加上脉沉弱无力，体质为阳虚水湿，而皮疹表现为一种热象，"皮疹红、有新发皮疹"，说明肌表有郁热，出现这种状态（整体虚寒、皮肤病有热象）可能与过去大量服用寒凉类中药有关。所以，治疗宜温阳利水、兼以清热除湿解毒。

选方用真武汤加麻黄附子细辛汤加减，加土茯苓、紫草、白花蛇舌草等，治疗1个月，效果明显，皮疹变淡、变平，鳞屑明显减少，瘙痒减轻，患者的信心大增，同时患者自诉畏寒减轻，精神状态及体力均前好转。我们根据后期皮疹颜色变淡后，加黄芪补气。治疗4个月，皮疹完全消退。

该案例说明，临床医生要善于辨证，坚持实事求是，把握线索和证据，要追求标本兼治，不要被传统教科书的疾病分型所影响，不要被皮肤病的表象所误导。本案例同时也说明，坚持中医辨证用药思路，即使有些顽固的皮肤病，只要辨证准确，用药贴切，也可以治愈。对此，临床医生和患者都要有信心。

患者治疗前后对比见图4-24至图4-25。

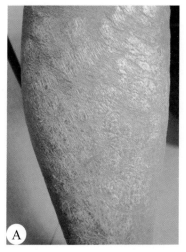

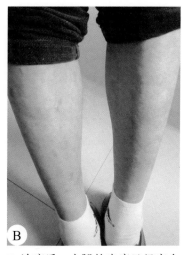

A. 治疗前，小腿大面积的红斑鳞屑损害

B. 治疗后，小腿的皮疹已经完全消退

图4-24　病例9（1）

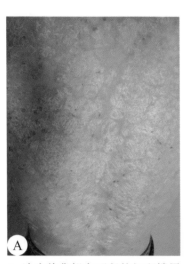

A. 治疗前背部大面积的红斑鳞屑损害，其他部位如面部、胸部、四肢也是类似皮损。

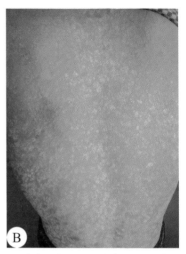

B. 治疗1个月时，皮疹明显好转，变薄变淡，鳞屑减少

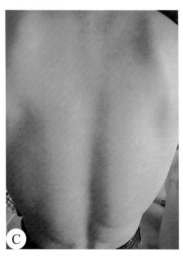

C. 治疗后背部皮疹已经消退

图4-25　病例9（2）

病例 10

王某，男，45岁，邯郸曲周人。头皮红斑鳞屑损害伴瘙痒1年，在当地县中医院诊断为银屑病，外用药不详，效果好，用药3天就可以明显减轻，用药10天皮疹就可以消失，但不能停药，停药即复发。后来，患者用他人家传秘方（醋配制的中药水）涂皮损，涂药后第2天后开始逐渐加重，局部红肿明显、瘙痒加重，遇热痒更甚，后泛发全身，颈部、躯干、四肢均出现红色丘疹、逐渐形成斑块，表面出现鳞屑。停用后皮疹仍无好转，经人介绍到我院治疗。

根据皮疹特点诊断银屑病，考虑此次皮疹泛发全身可能与外用药刺激有关。现皮疹表现为头面部、躯干、四肢暗红色丘疹或斑块，上覆鳞屑较厚，皮疹大小不一。同时患者有口干渴，喜饮冷，余饮食、二便均正常，脉弦滑，舌淡红，苔略腻。

辨为血热夹湿，治以清热解毒、凉血除湿，中药用石膏、知母、生地黄、牡丹皮、赤芍、紫草、栀子、土茯苓、泽泻等，汤剂煎服，每日1剂，内服治疗，没有用西药或外用药。治疗28天，皮疹颜色变淡、中央变薄有明显消退，瘙痒明显减轻。效不更方，连续服药2个月，皮疹消退，治愈后又巩固20天。

患者治疗前后对比见图4-26至图4-28。

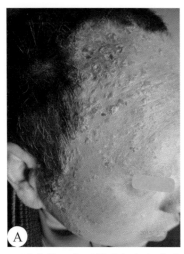

A.治疗前，头面部暗红色斑片或
斑块，上覆鳞屑或痂皮

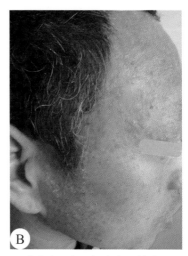

B.治疗中，头面部皮疹开始消退、
变薄

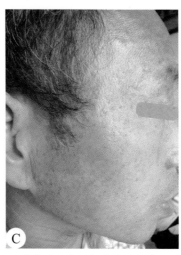

C.治疗后，头面部皮疹已经消退

图4-26　病例10（1）

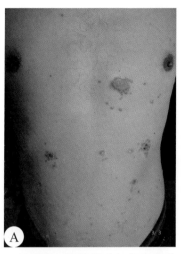

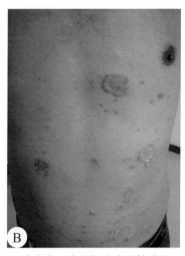

A.治疗前，胸腹部暗红色丘疹或
斑块，上覆鳞屑

B.治疗中，胸腹部皮疹开始消退

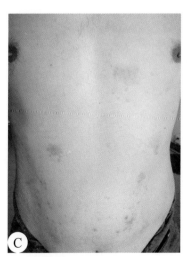

C.胸腹部皮疹已经消退，留少数
色素沉着斑

图4-27　病例10（2）

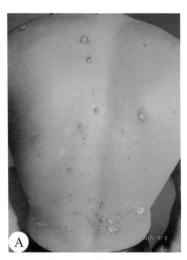

A.治疗前，腰背部暗红色斑块，上覆鳞屑，部分呈钱币状

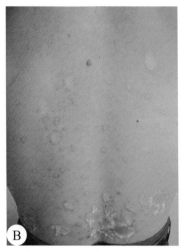

B.治疗中，腰背部皮疹中央开始消退，变薄变平

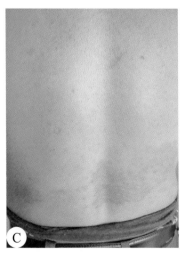

C.治疗后，腰背部皮疹已经消退

图4-28　病例10（3）

病例 11

马某，男，52岁，河北邯郸县农民，双手、肘部伸侧红色肥厚斑块，有时痒、有时皲裂7年，来我院求诊。曾到多处就诊治疗，均诊断为银屑病，但外用药、口服药（具体用药不详）均效果不明显。经与患者详细沟通，详细询问其发病原因、诱因，患者才逐渐透露：因为孩子分家、家庭成员闹矛盾，患者情绪不好，时常失眠，偏头痛，耳鸣，饮食、二便尚正常，裂纹舌，舌质偏红，苔中根部白腻，舌右半部分苔剥落，脉弦有力。

根据临床表现，辨患者为肝郁化热、脾虚湿热，所以处方以丹栀逍遥散加减，中药有牡丹皮、栀子、柴胡、当归、白芍、苍术、茯苓、紫草、槐米、连翘、生薏苡仁等，因经济情况较差，我们采用中药散剂治疗，煮散服用，每次10g，每天2次。服药后偶有胃胀满，余无不适，患者坚持治疗3个月，也获得了较好的效果。

患者治疗前后对比见图4-29至图4-30。

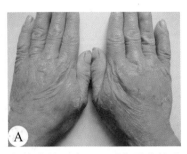

A. 治疗前照片，双手背对称性暗红色肥厚角化斑块皲裂脱屑，皮疹边界清楚

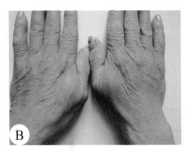

B. 治疗后照片，手背的皮疹已经消退，基本恢复正常皮肤

图4-29　病例11（1）

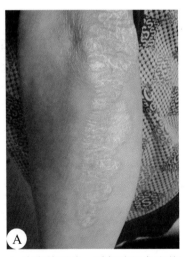

A. 治疗前照片。肘部暗红色斑块鳞屑，边界清楚

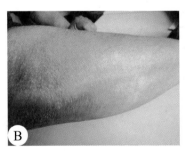

B. 治疗后照片，肘部皮疹已经消退

图4-30　病例11（2）